舌诊大全

姜庆荣◎编著

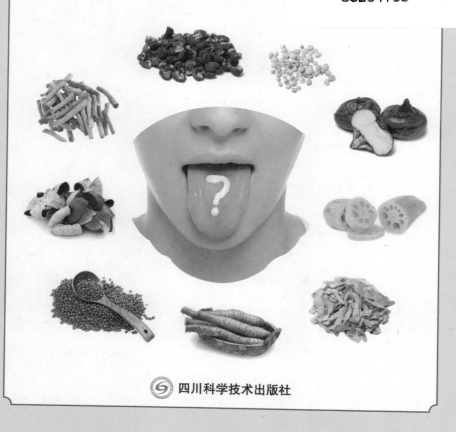

四川科学技术出版社

图书在版编目（CIP）数据

舌诊大全 / 姜庆荣编著. -- 成都：四川科学技术
出版社，2024. 8. -- ISBN 978-7-5727-1480-1

Ⅰ．R241.25

中国国家版本馆 CIP 数据核字第 202485HW61 号

舌诊大全
SHEZHEN DAQUAN

编 著　姜庆荣

出 品 人	程佳月
选题策划	鄢孟君　单天倩
责任编辑	王星懿
责任校对	刘珏伶
营销编辑	赵　成
封面设计	弘源文化设计部·李舒园
版式设计	韩亚群
责任出版	欧晓春
出版发行	四川科学技术出版社
地　　址	四川省成都市锦江区三色路238号新华之星A座
	邮政编码：610023　传真：028-86361756
成品尺寸	155 mm × 220 mm
印　　张	10　字　数　200千
印　　刷	天津海德伟业印务有限公司
版　　次	2024年8月第1版
印　　次	2024年10月第1次印刷
定　　价	58.00元

ISBN 978-7-5727-1480-1

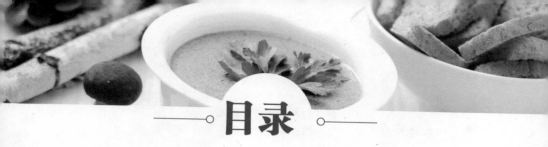

目录

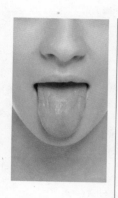

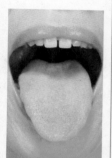
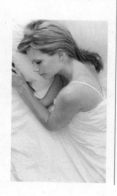

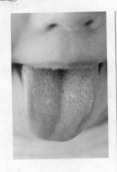

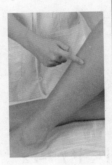

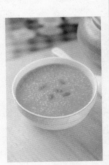

第四章

阳虚体质 / 47~64

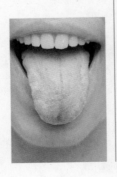

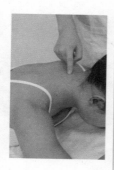

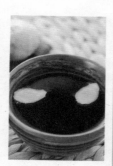

第五章

阴虚体质 / 65~82

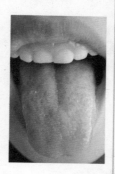

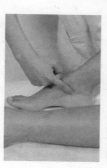

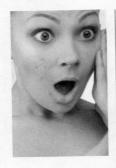

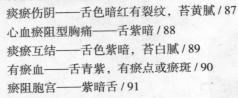

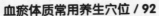

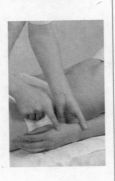

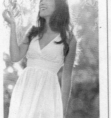

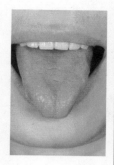

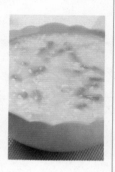

第八章

痰湿体质 / 119~136

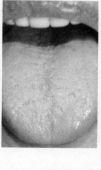

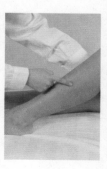

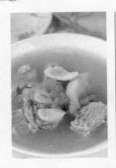

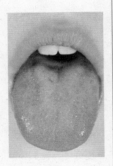

第九章

湿热体质 / 137~152

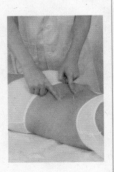

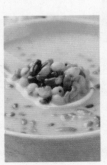

第一章

小小舌头查健康

●对舌象的观察是中医了解和认识疾病的本质和发展的方法之一。人体是一个统一的有机整体，舌作为人体的一部分，与人体经络、脏腑、气血津液都存在着密切的联系，通过观察舌头的细微变化，可以看出一个人健康与否。

舌诊的历史悠久

　　你注意过自己的舌头吗？知道为什么舌头的颜色会改变吗？去看中医的时候，会不会觉得奇怪，为什么人家会观察你的舌头？

　　舌诊是中医诊断学的重要部分，也是中医诊断疾病的重要方法和依据。舌诊在古医籍中最早见于《黄帝内经》，如《素问·热论》说："伤寒一日，巨阳受之……五日少阴受之，少阴脉贯肾络于肺，系舌本，故口燥舌干而渴……十一日少阴病衰，渴止不满，舌干已而嚏……大气皆去，病日已矣。"是说人体感受寒邪，表证未解，化热入里，舌干是里热的征象。"舌干已"是里热已退，津液恢复、病愈的表现。

　　汉代名医张仲景被中医界尊称为"医圣"，他将舌诊作为辨证论治的依据，并首创"舌苔"一词。他所撰写的《伤寒杂病论》被称为"方书之祖"，其中论舌的内容有数十处之多，如"藏结无阳证，不往来寒热，其人反静，舌上苔滑者，不可攻也""阳明病，胁下硬满，不大便而呕，舌上白苔者，可与小柴胡汤""若渴欲饮水，口干舌燥者，白虎加人参汤主之""病人胸满，唇痿舌青……为有瘀血"。

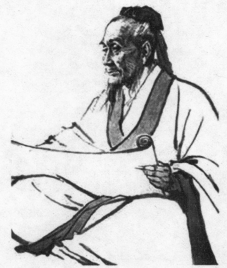

　　宋元间敖继翁所著《金镜录》，载有舌图12幅，为我国现存第一部舌诊专著。后元代杜清碧在此基础上增绘了24幅舌象图，与原书12幅合为36幅，即如今所见的《敖氏伤寒金镜录》，该书主要根据舌象，分辨寒热虚实、内伤外感，记录了各舌象所主病症的治疗与方药。明代薛立斋偶得之，珍其辨舌用药之妙，编入《薛氏医案》，使前人之书，得以行于世。

隋唐时期舌诊学有了进一步的发展，巢元方等撰的《诸病源候论》中，有关舌诊的内容就丰富多了，例如《诸病源候论·小儿杂病诸候六》说："心脾俱热，气发于口，故舌肿也。"《诸病源候论·虚劳病诸候下》说："三曰皮蒸……舌上白。"《诸病源候论·伤寒湿蜃候》说："蜃病之候，齿无色，舌上尽白。"《诸病源候论·热病诸候》说："肺热病者……舌上黄。"舌诊具有悠久的历史，明清时期舌诊受到重视，并得到广泛应用，在理论研究与临床实践中均取得很大的成就，也产生了不少舌诊学术专著。自1949年后，众多医家在舌诊的诊断原理方面进行了一系列的研究，并出现一批有价值的中医舌诊著作。例如姚保泰主编的《中医舌象与胃镜像对照图谱》，陈泽霖、陈梅芳编著的《舌诊研究》等，都深具学术和实用价值。

舌诊是中医诊断疾病、观察疗效和判断预后的重要手段，具有简洁实用、容易掌握的特点，是认识疾病、指导养生的重要手段。

舌与经络之间的关系

　　舌与人体各部分的内在联系是通过经络来完成的，经络是经脉与络脉的总称。"经者，径也"，"经"有路径的意思，经脉贯通上下，沟通内外，是经络系统中的主干；"络"有网络之意，络脉较经脉细小，纵横交错，遍布全身，是经络系统中的分支。经络内属脏腑，外络于肢节，沟通脏腑与体表，形成一个纵横交错的网络，通过有规律的循行和复杂的联络交会，组成一个经络系统，将机体五脏六腑、四肢百骸及皮肉筋骨等紧密联结成一个统一的有机整体。

　　关于舌与经络系统的连属关系，在《黄帝内经》中就有明确记载。手少阴心经之别系舌本；足少阴肾经、足厥阴肝经，沿喉咙，分别挟舌本、络舌本；足太阴脾经之脉连舌本，散舌下；足太阳膀胱经之筋结于舌本；手少阳三焦经之筋入系舌本等。五脏六腑直接或间接地通过经络、经筋与舌相联。因此，脏腑有病，可影响舌，使其出现变化。

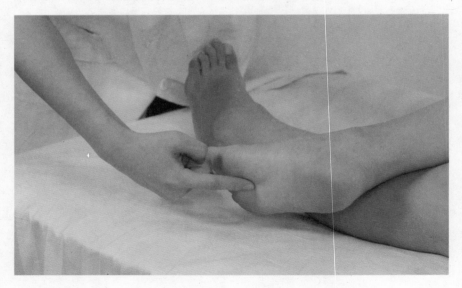

舌与精、气、血、津液的关系

　　精、气、血、津液是维持人体生命活动不可缺少的物质，既是脏腑功能活动的物质基础，又是脏腑功能活动的必然产物。

　　舌与精、气、血、津液的关系，是建立在舌与经络、脏腑关系的基础之上的。舌依赖经络、脏腑的正常生理活动为之提供精、气、血、津液等物质而发挥正常的生理作用。精、气、血、津液分布、贮藏、代谢和运行于舌与脏腑当中，支撑着它们完成人体各种生理活动。因此，脏腑功能活动的好坏，可通过对精、气、血、津液的生成、运行、输布、贮藏和代谢状况等的影响，在舌象上反映出来。

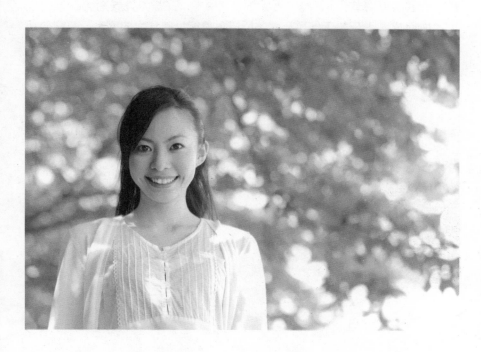

舌与五脏六腑之间的关系

　　舌与心、脾、肝、肾、膀胱、三焦等诸多脏腑通过经络系统的经脉、经别、经筋之间的相互联系与沟通，建立了直接或间接的联系。

　　在人体五脏当中，中医认为与舌关系最为密切的是心。中医说"心开窍于舌""舌为心之苗"，心经的经筋和别络，均上系于舌。心的气血通过经脉的流注而上通于舌，以保持舌的正常色泽、形态和发挥其正常的生理功能。所以心的病变可反映在舌上，临床上也可以通过观察舌的变化，来判断心的生理和病理状态。心主血脉的功能失常时，如心阳不足，则舌质淡白胖嫩；心血不足，则舌质淡白；心火上炎，则舌尖红赤；心脉瘀阻，则舌质紫，有瘀点、瘀斑；如心主神志的功能异常，则可出现舌强、舌卷、语謇或失语等。"舌为脾之外候"，舌苔为胃气熏蒸谷气上承于舌面而成。舌依赖于气血充养，所以舌象能反映气血的盛衰，与脾的功能直接相关。

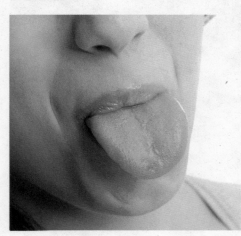

　　舌与脏腑相通还体现在脏腑的病变可在舌的一定部位呈现出来，目前最常用的划分为：舌尖对应心肺，多反映心肺的病变；舌中对应脾胃，多反映脾胃的病变；舌根对应肾，多反映肾的病变；舌两边对应肝胆，多反映肝胆的病变。有些还按照舌尖属上脘、舌中属中脘、舌根属下脘来划分，此方法适用于肠胃疾病的诊断。

第二章

学会舌诊，做自己的家庭医生

●舌不易受外界环境的影响，能真实地反映机体的健康或疾病状况。本章主要讲述舌的各种变化及状态，包括舌质、舌苔、舌下络脉，以帮助我们了解自己的舌头，进而了解自己身体的状况。

望舌质

舌质又称为舌体，是舌的肌肉脉络组织。望舌质包括观察舌神、舌色、舌形、舌态4个方面的内容，以辨脏腑的虚实、气血的盛衰。无论舌质如何改变，无非就是神、色、形、态4个方面各种状态的排列组合。

辨舌神

舌神主要表现在舌质的荣枯和灵动方面。荣，就是润泽的意思，提示有生气、有光彩。凡是红润鲜明、活动灵敏、津液充足、生机勃勃的舌，就是有神的表现，患病时有这样的舌象，提示预后比较好，易痊愈。枯，就是枯晦的意思，提示无生气、无光彩。凡是晦暗无光、活动不灵、津液枯竭、死气沉沉的舌，都是无神的表现，患病时有这样的舌象，提示难以痊愈，属于恶候。

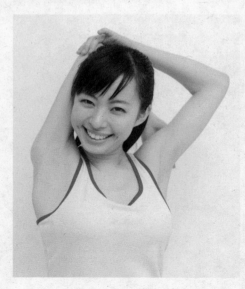

临床上，无论是何种舌苔，只要舌质是色红明润的，多属于病情浅的表现，其预后良好；若是舌质毫无血色、枯晦暗淡，不管是何种舌苔，多属于危重病候，其预后较差。

所以，舌神的有或无，可以反映脏腑、气血、津液的盛衰，关系到病情的轻重、疾病的预后。例如，舌有神与否是判断胃气充盛与否的一个重要标志：舌柔而灵活者，胃气充盛；舌干硬而死板者，胃气亏虚。

辨舌色

舌色是舌质的颜色。正常的舌色多为淡红，患病时，舌的色泽发生改变，所以呈现出其他颜色，一般可分为淡白、红、绛、紫、青等。若是疾病状态见淡红舌，多因疾病初起，病情较轻；或为内伤轻病，没有伤及气血与脏腑；或是疾病转归的现象。

淡白舌

舌色较正常人浅淡，甚至全无血色。主虚证、寒证或气血两虚证。

1. 舌质淡白而瘦小，属气血亏虚。
2. 舌质淡白湿润而胖嫩，属阳虚寒证。

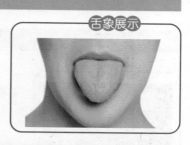

舌象展示

红舌

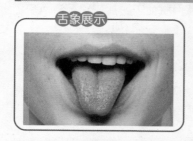

舌象展示

舌色较淡红舌深，甚至呈鲜红色。主热证。

1. 舌尖红有芒刺，属心火上炎。
2. 舌红苔黄燥，属内有实热。
3. 舌红少苔，属阴虚内热。

绛舌

舌色为较红舌更深的红色。主热入营血，耗伤津液。

1. 舌绛而干，有芒刺或裂纹，属里热炽盛，热入营血。
2. 舌绛而光滑无苔，属热入血分，胃、肾阴液枯竭之危候。

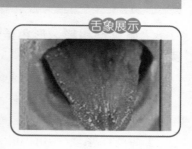

舌象展示

紫舌

舌色紫或泛青紫色。主寒证、热证、瘀血证。

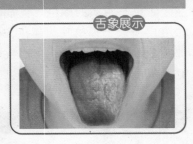

舌象展示

1. 舌淡紫或青紫湿润，属寒凝血瘀。

2. 舌绛紫而干，属热毒极盛。

3. 舌青紫而暗，有瘀斑，属内有瘀血。

青舌

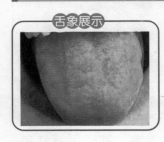

舌象展示

舌色如皮肤上暴露之青筋，缺少红色。主寒凝瘀血。

1. 淡青舌，薄白糙苔，属气虚血瘀。

2. 尖红青紫舌，苔偏绿，属热毒伤阴，血热瘀滞。

3. 淡青舌，苔白腻而干，属阳虚湿滞血瘀。

辨舌形

舌形，也就是舌的形态特征，异常的舌形包括苍老、胖嫩、肿胀、瘦薄、裂纹、齿痕、点刺、光滑等。观察舌形的异常变化对于辨别脏腑、气血的盛衰、疾病的寒热虚实，有非常重要的意义。

苍老舌

舌质纹理粗糙，形色坚敛苍老。主实证、热证。

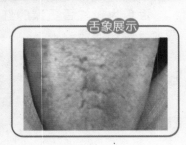

舌象展示

1. 舌淡白苍老，白糙苔，属血虚湿郁血滞。

2. 舌淡白苍老，白积粉苔，属阳虚外感湿热。

3. 舌淡红苍老，尖白，根黄苔，属表邪入里，湿浊化热。

胖嫩舌

舌质纹理细腻，浮胖娇嫩。主虚证、寒证、湿证。

1. 舌淡白胖嫩，苔白润略厚，属脾虚湿盛。

2. 舌淡红胖嫩，透明苔，属脾虚不运，水湿内停。

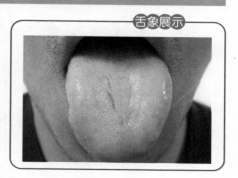

舌象展示

肿胀舌

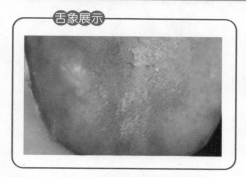

舌象展示

舌体肿大，盈口满嘴，甚者不能闭口。主热证、中毒。

1. 舌红肿胀，尖黄，根白苔，属湿热熏蒸，血热上壅。

2. 舌肿胀，色紫暗，属瘀血阻络。

瘦薄舌

舌体瘦小而薄。主气血亏虚。

1. 舌瘦薄而色淡者，属气血两虚。

2. 舌瘦薄而色红绛干燥者，属阴虚火旺，津液耗伤。

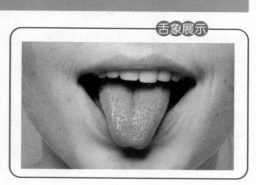

舌象展示

裂纹舌

舌面上有深浅不一、各种形态明显的裂纹。主热证、虚证。

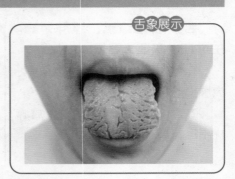

舌象展示

1.舌红绛而有裂纹，属热盛伤津，或阴虚液涸。

2.舌淡白而有裂纹，属血虚不润。

3.舌淡白胖嫩，边有齿痕而又有裂纹者，属脾虚湿侵。

齿痕舌

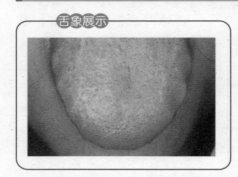

舌象展示

舌胖大，边有齿痕。主虚证、湿证。

1.舌淡白、湿润而有齿痕，属寒湿壅盛。

2.舌淡红而有齿痕，多属脾虚或气虚。

点刺舌

点是指鼓起于舌面的红色、白色或黑色星点。刺是指芒刺，即舌面上的软刺及颗粒增大，高起如刺，摸之棘手。主热毒炽盛，热入血分证。

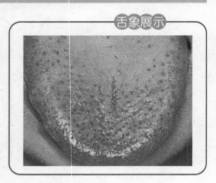

舌象展示

1.点刺色红，属气分热盛。

2.点刺色鲜红，属阴虚火旺，或血热内盛。

3.点刺色绛紫，为热入营血而气血壅滞。

光滑舌

舌面光而无津，光滑无苔，平如镜面，又称"光莹舌""镜面舌"。主胃阴枯竭、胃气大伤。

1. 舌淡红光莹，属气阴两亏。

2. 舌暗红无苔少津，属营热伤津夹瘀。

3. 舌红绛光莹，属胃肾阴液枯竭。

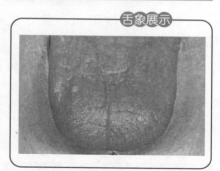

舌象展示

辨舌态

舌态，就是舌体运动时的状态。舌体活动灵敏，伸缩自如，属正常舌态，提示气血充足，经脉通调，脏腑功能强盛。常见的病理性舌态有痿软、强硬、歪斜、颤动、吐弄、短缩等。

痿软舌

舌体软弱、伸缩无力。主气血两虚、热灼津伤、阴液亏虚。

1. 久病舌淡而痿，属气血俱虚。

2. 新病舌干红而痿，属热灼津伤。

3. 久病舌绛而痿，属阴亏已极。

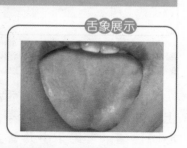

舌象展示

强硬舌

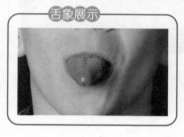

舌象展示

舌体板硬强直，运动不灵，语言謇涩。主热盛伤阴、风痰阻络。

1. 舌体强硬而红绛少津，属热盛伤阴。

2. 舌胖强硬而苔厚腻，属风痰阻络。

歪斜舌

伸舌时舌体歪向一侧，主中风、中风先兆。

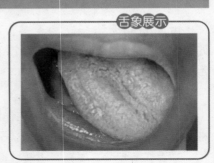

1. 舌紫红，歪斜势急者，属肝风发痉。

2. 舌淡红，歪斜势缓者，属中风偏枯。

颤动舌

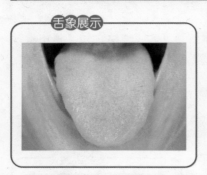

舌体颤抖，动摇不宁，不能自主。主虚损、动风。

1. 久病舌颤，蠕蠕微动，舌淡白者属气血两虚或阳虚。

2. 舌红少津而颤动者，属阴虚动风。

3. 外感热病见之，且习习扇动者，属热极生风，或见于酒毒病人。

吐弄舌

舌伸出口外为吐舌；舌舐口唇上下左右，掉动不停叫弄舌。主心脾热盛，常见于小儿智力发育障碍。

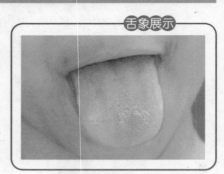

1. 舌色紫赤而吐弄，属热毒内攻心包的重症。

2. 舌吐弄而色淡白，属小儿智力发育障碍。

短缩舌

舌体卷短、紧缩，不能伸长。短缩舌常与痿软舌并见。主病情危重。

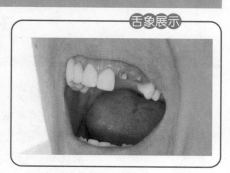

舌象展示

1. 舌色淡白或青紫而湿润，属气血俱虚，或寒凝筋脉。

2. 舌短缩而红绛干燥，属热盛伤津。

望舌苔

舌苔是散布在舌面上的一层苔状物。正常人的舌苔一般色白而均匀，干湿适中，舌面的中部与根部稍厚，其余部位则较为薄削，是胃气熏蒸谷气上承于舌面而成，是消化功能状况与胃气盛衰的重要标志。病理状态下的舌苔，因有胃气的强弱与病邪性质的不同，表现各有不同，无论病情如何变化，不外乎舌质与舌苔这两方面变化的排列组合，观察舌质与舌苔的变化能了解疾病的性质、病位的深浅和邪正消长的情况。

辨苔质

苔质是指舌苔的质地、形态。苔质主要有厚、薄、润、燥、腐、腻、剥落、滑等。

厚苔

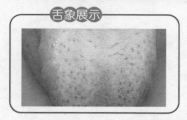

舌象展示

不能透过舌苔见到舌体。主病情由轻转重，或胃肠积滞。

薄苔

透过舌苔能隐隐见到舌体。多为正常舌象，或主疾病初起，病情较轻。

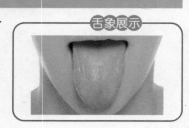

舌象展示

润苔

舌苔润泽有津，干湿适中，不滑不燥。为正常舌苔，是津液上承，濡润舌面的表现。或疾病中见润苔，提示体内津液未伤。

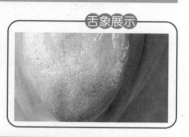

舌象展示

燥苔

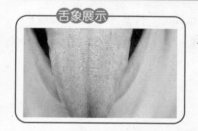

舌象展示

舌苔干燥，扪之无津，甚则舌苔干裂。主高热、吐泻伤津。

腐苔

舌质颗粒粗壮疏松，根底松浮，形如豆腐渣堆铺舌面，刮之易去。主食积、痰热。

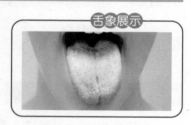

舌象展示

腻苔

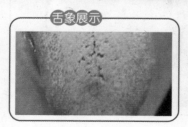

舌象展示

舌质颗粒细小致密，融合成片，揩之不去，刮之不脱。主痰湿、食积证。

剥落苔

舌苔全部或者部分剥落,剥落处光滑无苔而可见舌质。主胃气匮乏,或胃阴枯竭。

1. 花剥苔:舌苔剥落不全,呈块状。

2. 地图舌:舌苔剥落形状不规则呈地图样,边缘突出,界线清晰。

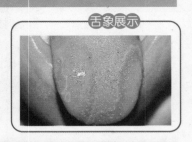

舌象展示

滑苔

舌象展示

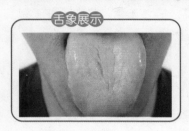

舌面水分过多,伸舌欲滴,扪之湿滑。主虚证、寒证。

辨苔色

苔色是指舌苔的不同颜色。望苔色主要是观察苔色的具体变化,主要有白、黄、灰、黑4种。

白苔

舌苔呈白色。主表证、寒证。

1. 薄白苔:舌淡红苔薄白,为正常舌苔或外感表证。

2. 白厚苔:苔白厚而滑或腻,为湿浊痰饮内停,或寒湿停滞。

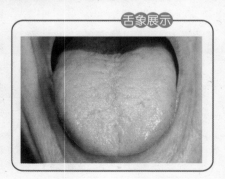

舌象展示

黄苔

舌面上附着的苔垢呈黄色。主热证、里证。

1. 薄黄苔：表示热势轻浅，多见于风热表证，或风寒化热入里。

2. 黄腻苔：黄苔而质腻，为湿热或痰热内蕴，或为食积化腐。

3. 焦黄苔：舌苔黄黑相兼，为邪热伤津，燥结腑实之证。

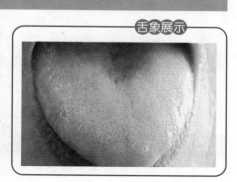

舌象展示

灰苔

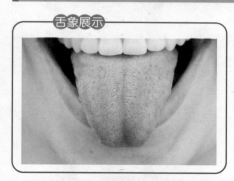

舌象展示

舌面上所附着的苔垢呈浅黑色。主里证。

1. 苔灰而干，多属热炽伤津，可见于外感热病。

2. 苔灰而润，见于痰饮内停，或为寒湿内阻。

黑苔

舌面上附着的苔垢呈黑色。多为重证，主寒盛或热极。

1. 苔黑而燥裂，甚则生芒刺，多为热极津枯。

2. 苔黑而滑润，多属寒盛阳衰。

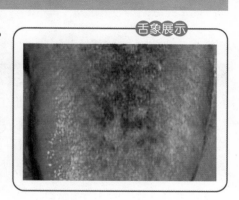

舌象展示

望舌下络脉

望舌下络脉的内容

舌下络脉，指将舌头翘起，舌底隐约可见两条较粗的青紫色脉络；正常情况下，舌下的脉络隐现于舌底，脉色淡紫，脉形柔软，绝不粗胀，无弯曲、紧束的状态，也无分支或瘀点。其管径不超过 2.7 毫米，长度不超过舌尖至舌下肉阜连线的 3/5。正常的舌下细小络脉脉色淡红，呈网状分布，因其表面有黏膜遮盖，所以不是很清晰。望舌下络脉，是观察其脉络的变化，了解机体正邪的盛衰，病邪的性质，病位的深浅，病势的进退的一种诊病方法。

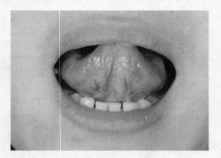

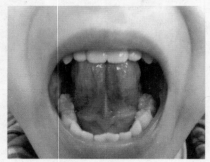

舌下络脉的异常及其临床意义

综合舌下络脉的神、色、形分析，若舌下络脉短而细，色淡红，周围的细小络脉不明显，舌色和舌下黏膜色偏淡，则多见于气血不足，脉络不充。若舌下络脉粗胀，最粗端的管径与长度超过正常值，或见舌下络脉呈青紫、紫红、绛紫、紫黑等，或是舌下络脉曲张如紫色珠子般大小不等的结节等改变，都属于血瘀的征象。若舌下络脉颜色青紫，其形状粗大或怒张，说明气滞血瘀或痰瘀互结；若色淡紫，其形状粗大或怒张，说明寒邪凝滞或气虚血瘀；若色紫红，其形状怒张，说明热壅血滞等。

　　寒证则舌下络脉色青、紧束；热证则舌下络脉紫黑、粗胀；虚证则舌下络脉浅淡而短；实证则舌下络脉色深而长。

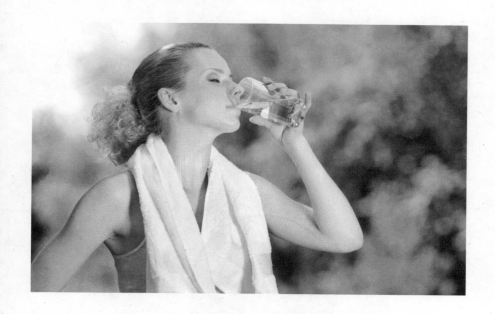

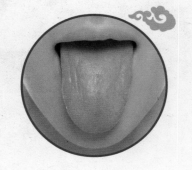

第三章

气虚体质

●气，是一种摸不着看不见的东西，在中医学里是个非常重要的概念。气具有促进生长发育，推动脏腑功能活动的重要作用。《庄子·知北游》曰："人之生也，气之聚也，聚则为生，散则为死。"古人云："气血和，则百病不生。"说明了气的重要性。

气虚体质的人会有哪些表现

声音低弱，少气懒言

气虚会导致整个人的生理功能低下，表现为语声低怯、气息浅淡、疲倦、懒惰等。如有的人看电视、玩手机时都躺着，平常能坐着绝对不站着，能躺着就不坐着，有事没事就喜欢窝在沙发上、躺在床上。这些人看似本性慵懒，但其实可能是气虚引起的。

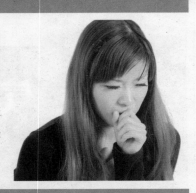

缺乏力量，容易疲劳

在中医理论中，脾主肌肉、四肢，如果脾气虚弱，就会出现肌肉无力、松弛，四肢没有力量，整个人的形体比较松垮，不挺拔，整个人看起来就感觉缺乏力量。如果是形体肥胖的人，其肌肉就特别松软。

容易生病，适应能力差

气虚体质的人冬天很怕冷，很容易受寒；而夏天就特别怕热，容易伤暑、中暑。若是气温骤升骤降，这一类人就很容易感冒。节气变化时，如大寒、冬至、夏至、大暑等，都是气虚之人难过之时。气虚之人对于环境的适应能力很差，如因外出求学、出差、旅游、搬家等变换生活环境时，都可能因为不能适应而生病。这些都是气虚而固表作用降低，也就是中医所说的卫气功能下降的表现。

脏器下垂

有些气虚体质的人，在大便时会有直肠脱垂的症状，往往便后直肠会慢慢回缩，但是如果反复发作，会出现肛门失禁，甚至在走路之时也会出现直肠脱垂的情况。这是中气不足，不能摄纳升提，导致气虚下陷，而出现直肠脱垂。此外，五脏也会下垂，女性甚至出现子宫脱垂。

容易出汗

正常人在清醒、不劳动、天气也不是很热、衣服穿得也不多的时候，一般不会出汗。常常稍微动一动就出汗的人，一般都是身体比较虚弱、久病的人。这都是由气虚引起固摄的功能降低，腠理不固，进而汗液外泄。

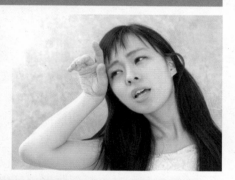

经常头晕

气虚的人除了懒言、易疲劳、易生病及脏器下垂等症状之外，还常常表现出头晕、血压偏低，这些都是因为气虚而清阳不能上升。另外，因为脾胃之气不足，气血生化不足，常见面色发黄，缺乏血色，而舌质颜色也比较淡。

为什么会形成气虚体质

气虚体质常见于先天禀赋不足、长期饮食失调、情志失调、久病、劳累者。气虚体质者心、肺、脾、肾功能常常较弱，而心主血脉，肺主一身之气，肾藏元气，脾为"气血生化之源"，因此气虚体质易导致心推动血液运行的作用减退，体内气的化生不足，机体防御外邪，护卫肌表，维持内脏位置稳定的功能减退。以下几个方面都可能会导致气虚。

中医讲"劳则气耗"。很多人的感冒都发生在比较疲劳的时间段里。为什么疲劳会耗气？因为气是一种能量，无时无刻不在发挥它的生理功能。工作、学习，都靠这种功能的支撑。如果在一个正常的范围内利用这种能量，再有规律地用足够的物质去补充，转化为新的能量，那么气就损耗得慢。但是如果消耗太过了，又没有及时补充，能量的支出与供给处于一个不平衡的状态，气肯定损耗得快，以致越来越少。可以把这种能量比喻成我们的积蓄，年轻的时候花钱大手大脚，又不存钱，上了年纪就得过穷日子。

可能这时候有人想，既然劳则气耗，那我们每天躺着好了。可是有时候，躺在床上时间长了也觉得累，这是为什么呢？

《黄帝内经》说"久卧伤气"。气的特点是运动，如果总是躺着不动，气血不畅，筋脉不舒，气机运行就会受阻，最先累及的就是肺和脾。久卧之人清气吸入不足，浊气排出不畅，久则肺气虚弱；脾位于身体的中部，是气机的转输站，关系着气的上升下降。"脾主四肢"，四肢不运动，自然也会影响脾的运化。所以长期卧床的人食欲差，脾运化不好，吸收水谷精微的功能就降低，后天之气的生成也就少了，自然就气虚了。

气虚体质的人舌象的变化

气虚血瘀——舌淡胖，或有瘀点、瘀斑

此类舌象舌质暗淡，舌体胖大，舌苔薄，舌前半部分有瘀点或瘀斑。这种舌象多是身体气血虚弱，推动血液运行无力，日久致瘀所引起的。这类人往往会出现乏力、易疲劳、怕冷、不想吃饭等症状，而且很多人都会出现身体某处的疼痛不适之感。治疗一般以七分补气、三分化瘀为主。

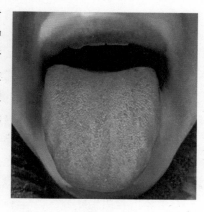

◆ 自我调理

1. 这类人的调理在饮食方面是以补气为要，但是不能盲目进补，否则不但不能缓解身体不适，反而会给脾胃造成损伤。

2. 补气应以补脾为主，如小米、山药、薏苡仁等是最佳选择。可以适当地吃一些羊肉以暖脾胃，蔬菜、水果都要适量。

3. 不能吃生食或直接从冰箱里拿出来的食物。尽量少吃油腻的食物，忌烟酒，少吃过酸、过甜的食物。

4. 要保持合理的睡眠，每天控制在 8 ～ 10 个小时。

5. 适当的运动有助于气血的运行，如散步、打羽毛球等，保持心情舒畅。

6. 可在气海、关元、肾俞、血海、三阴交等穴位做艾灸治疗。

正气亏虚——舌暗淡，苔薄腻

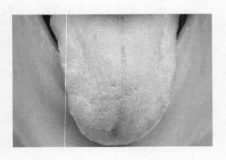

此类舌象舌色暗淡，舌面有一层薄腻的舌苔。舌色暗淡是由正气亏虚，心血不足而致，薄腻苔是脾虚运化失常，导致水液停聚而形成。如有这种由于正气不足，中焦运化不利所呈现出的舌象，多属于气虚体质。伴有全身乏力、记忆力减退、面色晦暗、口干、大便异常等症状。

◆ 自我调理

1. 少食多餐，食用清淡、有营养、易消化的食物，真正做到细嚼慢咽。可以多食用桃子、红枣、葡萄、红薯等食物。

2. 可以选择含铁较多的食品，如动物肉类、血、肝脏、肾脏、心脏、蛋黄等；蔬菜有菠菜等；水果类有菠萝、桃子、橙子、李子等。烹饪时采用煮、炖、蒸等方法，少用煎、炸等偏油腻的方式。

3. 不宜食用生冷苦寒、辛辣燥热等明显耗气的食物。

4. 这类人最好先适度静养，保持生活起居的规律，按时睡眠，不熬夜，当恢复到一定程度时，再逐步开展运动、饮食和各种非药物治疗，进一步调理。

5. 保持情绪的平和稳定，不大喜大悲。

6. 可选用足三里、中脘、关元、腰阳关等穴位，适当进行按摩或艾灸。

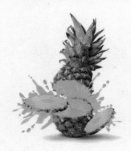
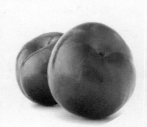
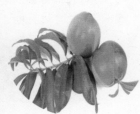

脾气阴两虚——舌胖嫩，光滑无苔

此类舌象舌色偏红，舌质较嫩，舌体胖大，舌面上没有舌苔。从舌象上看，此属虚热证，舌苔全无说明阴液大伤，且从舌体胖大可知病位在脾。此舌象属于脾气阴两虚之象。伴有食欲不振、面色苍白、疲乏无力、口干舌燥、大便秘结等。

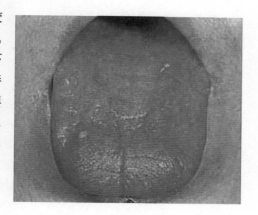

◆自我调理

1. 此类人应食用富含蛋白质的食物，含铁较多的食物也要多食用，如鱼肉、禽肉、畜肉、动物血等。

2. 忌食辛辣刺激的食物，如辣椒、花椒等。

3. 应当保证充足的睡眠，规律作息，心态要放正，学会舒缓自己的情绪，家人也要帮助患者缓解情绪问题。

4. 要适当地锻炼身体，不能做太过剧烈的运动，以能承受为度，但也不能因为一时的疲乏就不动。

5. 可选用脾俞、肾俞、足三里、三阴交、太溪等穴进行按摩、艾灸。

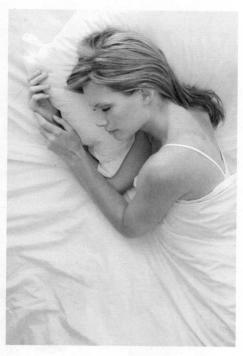

气血两虚——舌质暗淡

舌质暗淡，舌体适中，舌尖少苔，有轻微瘀点，舌苔薄白，这些都属于气血两虚的表现。在临床上这种舌象预示病情较为复杂，多是由长期的气血两虚所导致。这类人一般都有面色无华、眩晕、神疲乏力、自汗、心烦、精神状态很差等一系列症状。

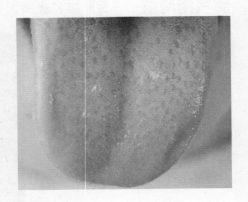

◆ **自我调理**

1. 调理气血两虚体质，以补益气血为主。补益气血的食物有花生、莲藕、黑木耳、鸡肉、猪肉、羊肉、海参、桑葚、葡萄、红枣、桂圆等。

2. 养成良好的饮食习惯，不吃霉变、熏烤或腌制的食品，适当地控制糖、盐的摄入量。

3. 建议可食用枸杞红枣煲鸡蛋，将枸杞20克、红枣8枚、两个鸡蛋一同放入锅中煮，鸡蛋熟后，捞出去壳，再放入锅中煮片刻即可吃蛋喝汤。

4. 保持乐观的心态，平时需保持情绪稳定，戒烟，可练一练太极拳、保健操等。

5. 注意定期检查，密切关注血压变化，要慎用激素类药物。

6. 可选用关元、中脘、腰阳关、足三里、三阴交等穴进行按摩、艾灸。

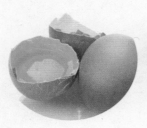
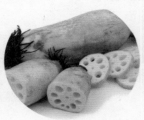
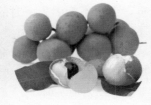

气虚便秘——舌淡胖，苔白

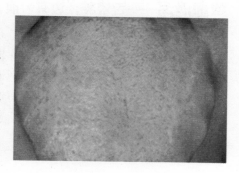

　　这类舌象舌色淡，舌体胖大，舌质嫩，舌面有一层薄白苔。肺脾气虚，中气不足，就会显示出此舌象。患者多由于气虚，不能推动体内物质的运行，而出现便秘。一般伴有免疫功能下降，表现出面白、口唇色淡、精神不振、肢体倦怠、便后汗出、气短等现象。

◆自我调理

　　1.平时在饮食上可多吃些粗粮、蔬菜、水果，每天摄取充足水分，1日进水量为2 000毫升，早晨起床，空腹饮用一杯淡盐水。

　　2.在日常生活中，要多食用含有大量纤维素的食物，常见的有新鲜的蔬菜、麦麸等，这样能够有效地帮助排便，对于缓解便秘具有很好的效果。

　　3.可以多吃一些润肠通便的食物，如蜂蜜、酸奶等。

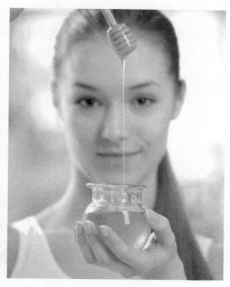

　　4.有刺激性的食物建议少吃，浓茶、咖啡及其他刺激性饮料少喝，忌烟酒。

　　5.高血压、心脏病的患者要预防便秘的发生，防止发生心脑血管意外。

　　6.进行适当的体育锻炼，增强胃动力，睡前可进行腹部按摩。可选用的穴位有中脘、大肠俞、气海、关元、足三里等。

脾虚泄泻——舌淡胖，边有齿痕，苔白

舌质淡，苔白，舌体胖大，边上有齿痕，都是气虚湿重的表现。多由脾胃虚弱，水谷运化出现障碍，不能泌别清浊所致。这类人一般每天都会觉得不舒服、浑身没力气、嗜睡、很容易出汗且汗出黏腻、便溏。

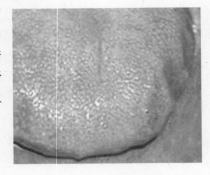

◆ 自我调理

1. 健脾养胃的食物有山药、莲子、红薯、粳米、香菇、薏苡仁、蜂蜜、红枣、栗子等。

2. 可以用茯苓、黄芪、甘草等做药膳，效果很好。

3. 少吃寒性的食物，如西瓜、梨、柚子、冷饮、雪糕等。

4. 用莲子、山药、粳米煮粥，对于食欲不振者疗效很好。

5. 注意节制饮食，不能暴饮暴食，也不要吃太油腻或不易消化的食物。

6. 要注意生活规律，不要劳倦过度，还要适当运动，如慢跑、游泳、散步等，此类中等强度的运动都是脾虚者比较适合的项目。

7. 可选取脾俞、胃俞、中脘、天枢、关元、足三里等穴位进行艾灸。

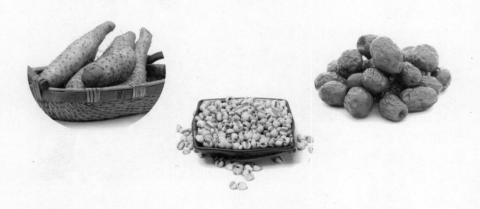

气虚之月经先期——舌淡红，苔薄白

舌质淡红，苔薄白，一般舌体比较瘦薄。此多为某些原因引起脾气虚弱，不能统摄血液，冲任不固，经血失去固摄，导致月经提前到来，经血颜色较淡。伴有神疲、肢体倦怠、气短懒言、吃得少、便溏等现象。

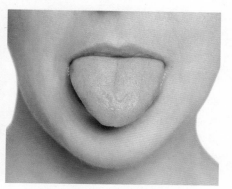

◆自我调理

1. 食补以补气血为主，可食用牛肉、鸡肉、猪肉、糯米、红枣、鲫鱼、黄鳝、蘑菇、桂圆肉、赤豆等食物。

2. 气血亏虚之人要忌烟酒，少食用柚子、金橘、橙子、薤白、砂仁、菊花等行气之品。

3. 女性在月经期间注意不要干体力活，要注意饮食调理。经前和经期忌食生冷寒凉之品，以免寒凝血瘀而使痛经加重。

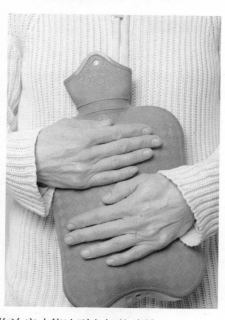

4. 经期应注意保暖，防止寒邪侵袭；注意休息，减少疲劳；加强营养，增强体质；平时要防止房劳过度，经期绝对禁止性生活。

5. 要保持心情舒畅，此时配合药物治疗才能达到良好的功效。

6. 艾灸治疗可采用气海、脾俞、地机、足三里等穴位。

气虚失眠——淡白舌

此类舌质淡白，苔薄，质嫩。一般见于脾气虚弱，气血生成不足，致心血不足，心失所养而出现的失眠。这类舌象常见于工作劳累、精神压力大、贪凉、经常熬夜或者脾胃功能本身就不好的人群。伴有睡眠多梦、易醒、倦怠无力、气短头晕、面色无华、经常腹胀、便溏等。

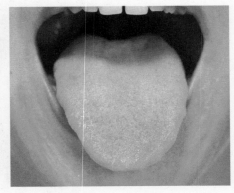

◆ **自我调理**

1. 平时应注意自己的饮食，晚餐不要太晚吃而且尽量少吃。以清淡饮食为主，含水分过多的食物少吃。睡前不饮浓茶、不喝咖啡、不抽烟。

2. 早上可用桂圆、红枣、莲子、糯米煮粥喝，以养心安神。

3. 油腻、煎炸的食品少吃，避免辛辣食物刺激胃，容易影响睡眠。有些人晚上会感觉腹胀，少吃易引起胀气的食物，如豆类、洋葱、土豆、红薯、玉米、香蕉、面包等。

4. 很多失眠都是由精神压力过大引起的，要学会倾诉和宣泄，及时疏导心理和精神压力，使心情轻松舒畅，对睡眠有益处。

5. 可选用心俞、脾俞、神门、内关、三阴交等穴位进行艾灸。

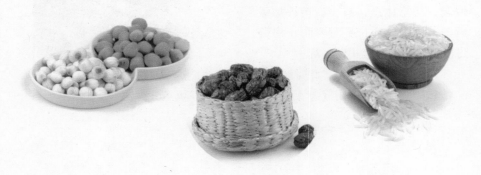

气虚咳嗽——舌淡胖，苔白

此类舌象舌质较淡，舌体胖大，舌边可能有牙齿挤压出的齿痕，舌面有一层白苔。此类舌象多见于体质虚弱，肺气虚弱，久治不愈，伤及肾，终致肺肾虚弱之人。临床上伴有气短、声音低微、面色苍白、易感冒等。

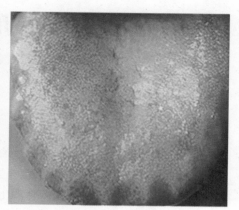

◆自我调理

1. 可食用百合、花生、山药、黑木耳等食物。若是有水肿，应低盐或无盐饮食。

2. 咳嗽时不宜吃寒凉食物。少吃寒凉性水果、蔬菜，少吃甜品及辛辣、油腻的食物。禁烟酒。忌食肥甘厚腻、煎炸的食物，鱼、虾、蟹类食物少吃。

3. 注意保暖，秋冬季节、气候变化之际，尤须避免感受外邪。经常开窗，保持新鲜空气流通。

4. 要调节好情绪，加强锻炼，多进行户外活动，提高机体抗病能力。

5. 此类患者病程较长，要坚持治疗。

6. 按摩取穴可选用肺俞、肾俞、膏肓、太渊、足三里等。

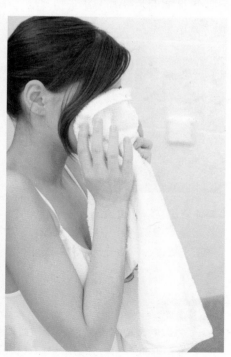

气虚体质常用养生穴位

气海——人体补气第一穴

本穴如同气之海洋，所以得名气海。前人有"气海一穴暖全身"的说法，是说气海具有温阳益气、调经固经的作用。气海在肚脐直下 1.5 寸*，中医认为此处是人体的中央，是人体的生气之源，人体的真气由此而生，气海为人体要穴，具有大补元气、益气升提的功效。

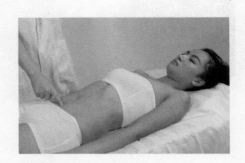

简便取法：仰卧位或坐位，从肚脐起沿下腹部前正中线直下量2横指（食指、中指并拢）处。

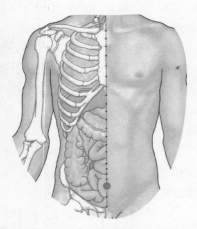

标准定位：位于下腹部，前正中线上，脐中下1.5寸。

保健方法

先以右掌心紧贴气海穴，按顺时针方向按摩100～200次。再以左掌心，按逆时针方向，如前法按摩100～200次，动作要轻柔缓慢，按摩至有热感，可助体内气血顺畅。

---

* 书中"寸"指中医同身寸。

百会——气虚头晕百会疗

此穴在头顶，为一身之宗，百神所会，故名百会。其穴性属阳，又于阳中寓阴，故能通达阴阳脉络，连贯周身经穴，对调节机体的阴阳平衡起着重要的作用。

百会是督脉上的穴位，督脉为阳脉之海，总督一身之阳，此穴位于巅顶，有居上治下的效果，具有升阳举陷、益气固脱的功效，是治疗气虚下陷的特效穴。

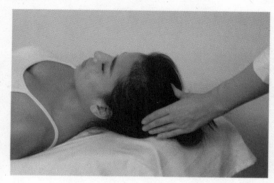

简便取法：在头部，两耳尖连线的中点与眉间的中心线交会的凹陷处。

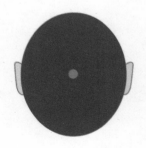

标准定位：位于头顶，前发际正中直上5寸，或两耳尖连线的中点处。

保健方法

以拇指指腹按摩百会，力度要适中，按摩时注意呼气、沉肩，肩发力，力传于臂而贯于指。按顺时针方向和逆时针方向各按摩50圈，每日2～3次，按摩20天左右能改善气虚。

神阙——补气温阳的命脉

神阙是任脉的穴位，位于脐中，又名气舍，该穴通五脏六腑、十二经脉、奇经八脉，有"脐通百脉"之说，能直通内脏，主要有调上、中、下三焦之气的作用，《难经》中说："脐下肾间动气者，人之生命也，十二经之根本也。"

神阙属任脉，为诸阴之海，受纳手三阴、足三阴之脉气，有温补元气、健运脾胃、复苏固脱的疗效。经常对神阙穴进行按摩，可使人体真气充盈、精神饱满、体力充沛、腰肌强壮、面色红润、耳聪目明、轻身延年。

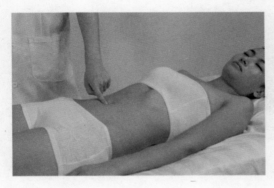

简便取法：仰卧位或坐位，当肚脐中央。

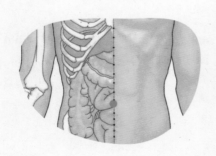

标准定位：位于腹中部，脐中央。

保健方法

揉中法：每晚睡前空腹，将双手搓热，双手左下右上叠放于肚脐，逆时针揉转（男子相反），每次180下。

足三里——强壮保健之要穴

中医认为，胃经为人体气血最充盈的经络，而足三里是胃经上的要穴之一，按摩此穴可以调理脾胃、通经活络，还可扶正祛邪、补中益气。经常刺激该穴，可促进气血的生化和运行。

《灵枢》曰："邪在脾胃，则病肌肉痛，阳气有余，阴气不足，则热中善饥；阳气不足，阴气有余，则寒中肠鸣腹痛；阴阳俱有余，若俱不足，则有寒有热，皆调于三里。"说明足三里是胃腑疾病和人体强壮要穴，每天坚持刺激此穴，既可防病健身，又可让人精神焕发，精力充沛。

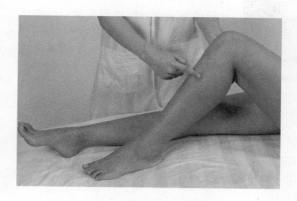

简便取法：坐位屈膝，取犊鼻穴，自犊鼻向下量4横指（3寸），按压有酸痛感处即是足三里。

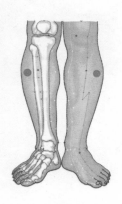

标准定位：位于在小腿前外侧，当犊鼻下3寸，距胫骨前缘一横指处。

保健方法

用拇指指面着力于足三里之上，垂直用力，向下按压，按而揉之。其余四指握拳，或张开起支撑作用，以协同用力。让刺激充分达到肌肉组织的深层，产生酸、麻、胀、痛和走窜等感觉。持续数秒后，渐渐放松，如此反复操作数次即可。

脾俞——气血生化之枢纽

脾俞是膀胱经上的穴位，为脾的背俞穴，对脾胃的调节有重要的作用。脾胃为气血生化之源，脾一旦受损，气血就会虚弱，会导致身体倦怠、四肢肌肉失养、水肿等一系列病症，所以说脾俞是人体非常重要的补气穴位之一。此穴就像运输道路上的大枢纽，如果这个枢纽出了问题，造成不通畅，那么会导致整条道路瘫痪，发生气血瘀滞。

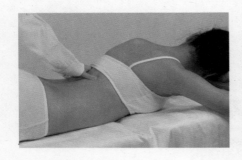

简便取法：坐位或俯卧位，肚脐绕腰腹一周，与后正中线交点为第2腰椎，往上推3个椎体为第11胸椎棘突，棘突下有个凹陷，在凹陷旁开两横指处。

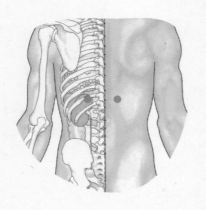

标准定位：位于背部，第11胸椎棘突下，左右旁开1.5寸处。

保健方法

利用指尖，强力按压背部脾俞3次，每次3～5秒，然后将手按放在脾胃背部投射部位，先自右向左平推30次，再自左向右平推30次。按摩时，手掌要紧贴皮肤，向下的压力不要过大。

气虚体质之人膳食调理方

人参乌鸡汤——大病体虚补元气

人参味甘、微苦，性微温，能大补元气、复脉固脱、补脾益肺、生津止渴、安神益智。乌鸡肉味甘，性微温，归脾、胃、肾经，能温中补脾、益气养血、补肾益精。人参乌鸡汤是滋补佳品，具有补脾益肺、生津止渴、安神定志、补气生血等功效。

原料

鲜人参2根，乌鸡半只，枸杞3克，姜3克，葱花3克，红枣10克，盐5克，鸡精5克。

制作

①先将乌鸡剖开洗净，鲜人参洗净。

②用锅烧水至沸腾后，放入乌鸡煮去血水，倒出用水冲净。

③将乌鸡、鲜人参、枸杞、姜、红枣放入炖盅内，加清水炖2小时，放入盐、鸡精、葱花即可食用。

养生小贴士

枸杞以粒大、肉厚、色红、质地柔软、味甜者为佳，买回后应置于阴凉干燥处，以防潮防蛀。

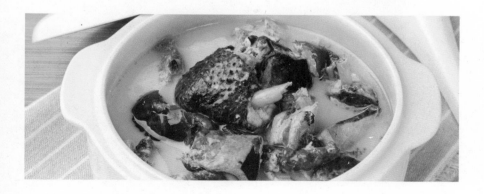

党参小米粥——善补脾肺又补气

党参性平，味甘，归脾、肺经，能补中益气、和胃生津。小米性凉，味甘、咸，归脾、肾、胃经，能健脾和胃、补益虚损、和中益肾、除热。党参小米粥具有益气升提的作用，适用于子宫下垂、气短乏力。

原料

党参30克，枸杞3克，小米50克。

制作

①把党参洗干净，切小段，用水浸泡10～20分钟。

②锅里放水烧开后，把党参段放进去煮几分钟，再把洗净的小米放进锅里，煮开后转中小火，等到小米煮开花，放入枸杞略煮即可。

养生小贴士

党参小米粥适合空腹的时候食用。

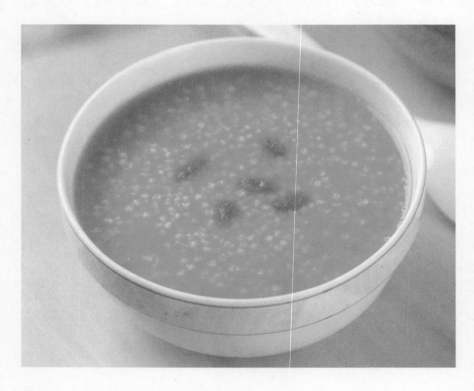

高粱米山药粥——五谷杂粮来补气

高粱米性温，味甘，能补气、养脾清胃。山药性平，味甘，能补脾益气。高粱米山药粥可以补中气，具有补脾益胃的作用，能提高消化功能与免疫功能。

原料

高粱米 50 克，山药 30 克，枸杞 5 克。

制作

①将高粱米冲洗干净，用水浸泡半小时；山药去皮切小块。

②将高粱米倒入锅中，加水煮半小时后加入山药块，再煮 10 分钟，待熟后加入枸杞略煮即可。

养生小贴士

1.因为高粱米较为粗糙，消化能力太弱的人不适合吃。

2.糖尿病患者可用杂粮来代替白米饭、面条等主食，有控制血糖的效果。

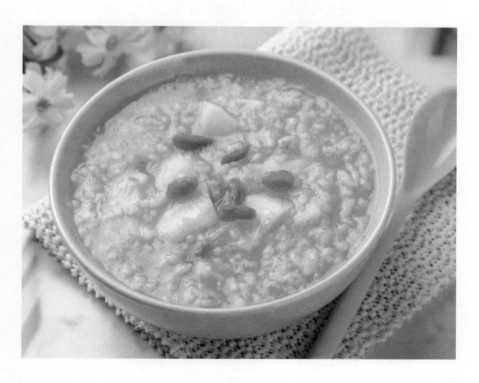

气虚体质易发病症中成药调理方

补中益气丸——脾气虚、胃口差、消化差

补中益气丸主治脾胃气虚之证，具有补中益气、升阳举陷的功效。临床常用于治疗营养不良、贫血、慢性胃炎、心律失常、低血压、月经不调、支气管炎、重症肌无力、失眠等。

药物组成：炙黄芪、炙甘草、党参、炒白术、当归、升麻、柴胡、陈皮。

专家解析：炙黄芪益气，党参、炒白术、炙甘草健脾益气，合用有补中益气的功效。配上陈皮理气，当归补血，升麻、柴胡升阳举陷，诸药合用，具有补气健脾以治气虚，以及升提下陷阳气之功。

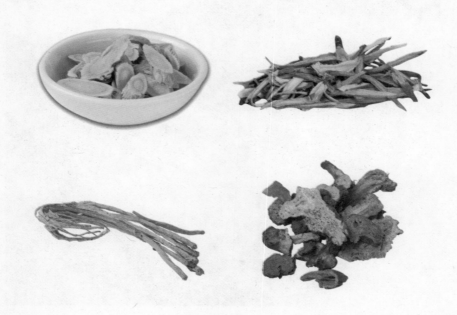

肾气丸——肾气虚，房事总是不如意

肾气丸主治肾阳不足证，具有补肾助阳的功效。临床常用于治疗慢性肾炎、糖尿病、醛固酮增多症、甲状腺功能减退症、肾上腺皮质功能减退、慢性支气管炎、更年期综合征、慢性前列腺肥大等。

药物组成： 干地黄、山药、吴茱萸、泽泻、茯苓、牡丹皮、桂枝、炮附子。

专家解析： 干地黄、吴茱萸补益肾阴而摄精气；山药、茯苓健脾渗湿，泽泻泄肾中水邪；牡丹皮清肝胆相火；桂枝、炮附子温补命门真火。诸药合用，共成温补肾气之效。

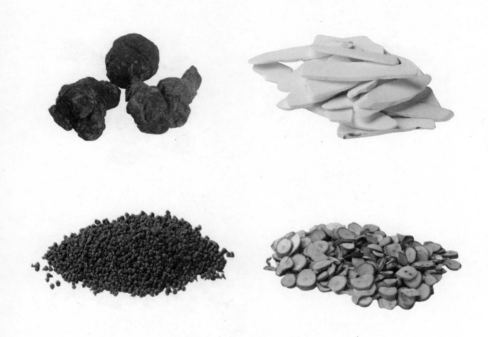

归脾丸——气血两虚

归脾丸主治心脾两虚而致的气血两虚之证,具有益气补血、健脾养心的功效。临床常用于治疗神经衰弱、小儿慢性特发性血小板减少性紫癜、更年期综合征、甲状腺功能减退症、顽固性失眠等。

药物组成:党参、白术、茯苓、黄芪、桂圆肉、酸枣仁、木香、甘草、当归、远志、红枣。

专家解析:党参、黄芪、白术、甘草、红枣补脾益气;当归养肝而生心血;茯苓、酸枣仁、桂圆肉养心安神;远志交通心肾而定志宁心,木香理气醒脾。诸药合用,养心与益脾并进。

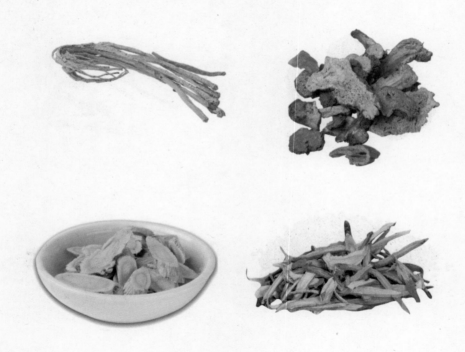

第四章

阳虚体质

●阳虚就是指机体阳气不足，以致机能减退或衰弱。《素问·调经论》说"阳虚则外寒"，阳虚体质之人通常表现出怕冷、手脚冰凉、喜热饮等特点。本章将教您如何预防形成阳虚体质，以及阳虚体质之人如何进行调理。

阳虚体质的人会有哪些表现

　　阳虚是一个中医名词，指阳气虚衰的病理现象。阳气有温暖肢体、脏腑的作用，如阳虚则机体功能减退。阳虚体质特征和寒性体质特征接近，为机体阳气不足，有寒象。阳虚之人的舌象大多表现为舌色淡，舌质比较嫩，舌体胖大，甚至有齿痕。阳虚体质之人的具体表现如下。

畏寒怕冷

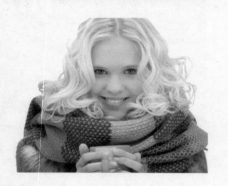

　　畏寒怕冷是阳虚最主要的症状，阳气犹如自然界的太阳，阳气不足，则身体内环境就会处于一种寒冷的状态。此类人经常手脚、腹部、背部冰凉，冬季容易出现冻疮。所以阳虚的人比较喜欢吃温热类的食物，如热汤、羊肉之类，而一吃凉的食物，就容易出现腹痛、腹泻等症状。

睡眠偏多，精神不振

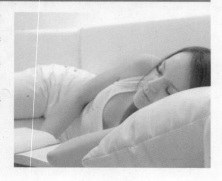

　　因为阳气不足，人体的生命活动减弱，经常表现为精神不振，喜欢蜷缩，且睡眠时间较长。这类人一般比较内向，不爱说话，情绪比较低落消沉。这都是阳气不足，精神难以振奋的缘故。

性功能减退

阳虚体质主要与肾中元阳相对不足有关。肾主藏精，主水，在体合骨。肾精主生长发育与生殖，所以，阳虚体质的人常常表现为欲望降低，对很多事物都提不起兴趣。男性常表现为性欲减退、阳痿、早泄、滑精、前列腺炎等；女性常表现为性欲减退，白带偏多、清稀透明，月经减少，且受寒遇冷或疲劳时更甚。肾藏精生髓，以充养骨骼，其华在发，所以阳虚体质之人还会出现头发稀疏不密。

面色苍白

阳虚体质之人，面色一般较为苍白，无光泽，嘴唇的颜色也偏淡，整个人看起来有一种有气无力之感，容易感到疲乏，睡眠多，但是也很容易出现黑眼圈。

大小便异常

阳虚体质者还常见夜尿多，遗尿，小便清白。老年人夜尿多是阳气正常虚损，如果小孩子尿床、中年人和青年人经常夜尿，而且颜色清淡，很可能是阳虚。有些人则表现为腹泻，更为严重的是吃什么拉什么，大便里面常夹杂着大量没消化的食物，这多由中下焦的能量缺乏，不能腐熟水谷所致。阳虚体质之人要注意不能多吃寒凉冰冻的食物，以保护阳气。

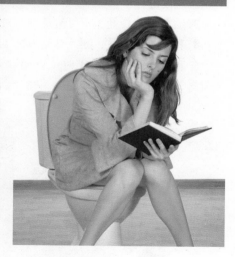

为什么会形成阳虚体质

明代医家张介宾说："天之大宝，只此一丸红日；人之大宝，只此一息真阳。"他把人体的阳气比喻成自然界中的太阳，太阳不温暖则四季如冬，同样，人体阳虚则怕冷，喜食热饮。那么为什么会形成阳虚体质呢？

大部分阳虚体质的形成都与先天禀赋不足有关，比如父母是虚寒体质；或受孕时父母体弱；或父母年老体衰，到了晚年才得子；或是母亲在怀孕阶段调养不当，吃了很多寒凉的食物影响胎儿的体质；或早产，这些都是形成阳虚体质的先天因素。

后天在什么情况下会阳气不足？

1. 幼年时期吃清热解毒的药品太多，食用大量的冰冻饮料、西瓜等。

2. 过度的性生活。

3. 随着人体衰老，不可避免地阳气渐虚。

4. 和职业有关系，如冰冻仓库的工人、井下矿工等。

5. 和饮食有关，幼年时挑食偏食，营养达不到要求，加之缺乏锻炼，造成身体体质差，而又不及时调整。

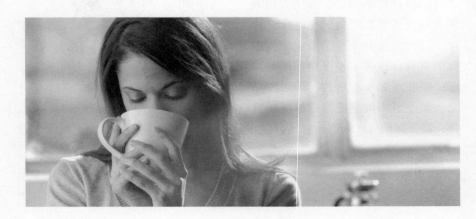

阳虚体质的舌象变化

脾胃虚寒——舌淡白，舌体胖嫩

此舌象呈现舌质淡白，舌苔白、薄而滑，舌体胖嫩。一般来说，看到舌体胖嫩，就可以确定为阳虚体质。阳虚之人，少了阳气的温养，会表现出寒象，称之为"虚寒"，与脾胃虚寒，气血不足密切相关。伴有神疲乏力、畏寒肢冷、时有呕吐、口淡不渴、便溏等症状。

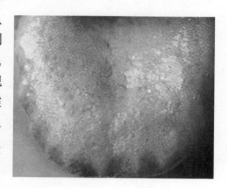

◆自我调理

1. 宜食具有健脾补气、温暖肠胃及祛寒作用的食物，如羊肉、鸡肉、牛肚、猪肚、草鱼、荔枝、辣椒、韭菜、红糖等。

2. 若有胃寒疼痛，应忌食绿豆、生西红柿、海带、金银花、菊花、豆腐、鸭蛋、竹笋等凉性食物，以免疼痛加重。

3. 制作姜汁牛奶，将生姜切成丝，加水捣烂，加入牛奶中煮沸饮用，有温补脾胃的作用。

4. 平时可做些舒缓的运动，如散步、打太极拳等。

5. 若有胃癌，可吃香菇、菜花、黑木耳、山药、薏苡仁、黑米、大枣、鸡蛋等，能顾护胃气，对其术后恢复非常有益。

6. 可选用膈俞、脾俞、胃俞、关元、足三里等穴位进行艾灸。

寒湿腰痛——舌淡，苔白腻

舌质淡，舌苔白腻，舌苔主要分布在舌中，此类舌象主要是寒湿内停引起，寒湿收引黏腻，会阻碍气血，阻闭经络，导致气血运行不畅，阳气不足，不能温煦，从而引起腰部的冷痛沉着，伴有转侧不利、静卧病痛不减、寒冷和阴雨天逐渐加重。

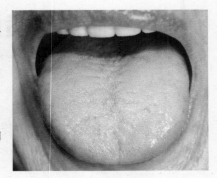

◆自我调理

1.忌食辛辣刺激的食物，远离烟酒。忌食生湿生痰的食物，如鱼、蟹、虾、肥肉等。

2.经常活动腰部，使腰肌舒展，促进局部肌肉的血液循环。特别是伏案工作者，一定要适当地活动，缓解腰肌的紧张。

3.晨起或晚睡前，可用手掌按摩腰背肌肉，同时扭动腰部，舒筋活血。

4.可用黑豆、猪腰、茴香炖汤喝，对于寒湿腰痛疗效很好。

5.女性尤其要注意腰腹部保暖，不要穿低腰、露腰衣服。

6.可选用腰阳关、关元、肾俞、志室、委中等穴位进行艾灸。

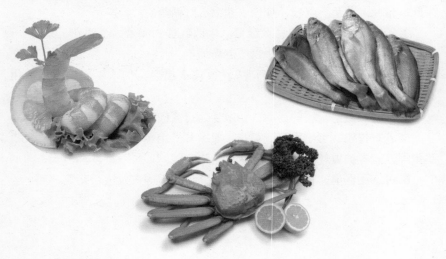

阴阳两虚型消渴——舌苔淡白而干

消渴是以多饮、多尿、乏力、消瘦为主要症状的病症，西医中的糖尿病属于此范畴。阴阳两虚型消渴舌象舌苔淡白，舌质有点干，主要是久病阳虚所致，阳虚则寒，会影响气血的运行，不能充分营养和濡润四肢及头目，从而出现此类舌象。伴有小便次数多、乏力、腰酸、女性月经不调、男性阳痿等症状。

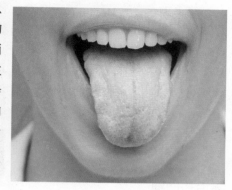

◆自我调理

1.食物中可加入山药、莲子、茯苓、白扁豆等滋肾健脾，平时的食物应以低糖、低脂肪、高蛋白、高纤维食品为主。

2.适量补充有助于调节血糖的食物，如苦瓜、芹菜、山药等。

3.增加体育锻炼，运动的强度和时间长短应根据患者的总体健康状况来定，运动形式可多样，如散步、快步走、跳健美操、跳舞、打太极拳、跑步、游泳等。

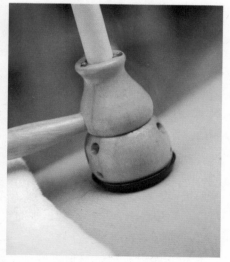

4.保持心情舒畅。

5.避免食用辛辣刺激的食物，远离烟酒，忌食或少食甜食，如糖、冰淇淋等。

6.可选用中极、命门、肝俞、肾俞、太溪等穴位进行艾灸。

脾肾虚弱——舌体淡胖，或有齿痕

此类舌象舌质较淡，舌体胖大，舌边有牙齿挤压出的齿痕。舌质淡胖是由于体内水液代谢障碍而引起，如果舌头肥大受限于牙齿，很容易形成齿痕舌。这多由脾肾虚弱，运化与输布水液失常所致。伴有面色苍白、腰膝酸软、五更泻、肢体浮肿、形寒肢冷等症状。

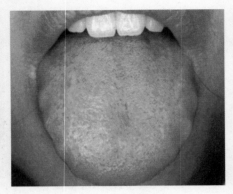

◆自我调理

1. 平日应经常食用一些性质温热，具有补益肾阳、温暖脾阳作用的食物，如籼米、羊肉、鸡肉、猪肚、山药、核桃、猪肾、板栗、淡菜、韭菜、辣椒、刀豆、肉桂等。

2. 若伴有泄泻，宜食既温补又止泻的食物，如糯米、姜、花椒等。

3. 若伴有便秘，忌食收涩止泻、加重便秘的食物，如莲子、石榴、芡实、乌梅、糯米等。

4. 放松心态，早睡早起，平时要多加锻炼身体。

5. 可选用命门、肾俞、脾俞、关元、神阙、涌泉、足三里等穴位进行艾灸。

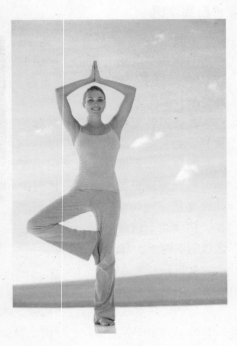

阳虚眩晕——舌淡嫩，苔白

此类舌象舌质较嫩，舌面上有一层白苔。这多由饮食内伤或者体虚久病引起，饮食不节致脾胃损伤，致使痰浊内生，痰浊中阻，浊阴不降；久病体虚，精血不足，脑髓失养也会出现此证。伴有纳呆、乏力、面色苍白、呕恶、头重、耳鸣、腰膝酸软等症状。

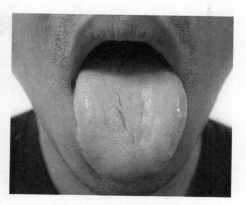

◆自我调理

1. 宜食用核桃、黑豆、冬瓜、西红柿、猕猴桃、菠菜、橙子、枸杞、牡蛎等食物。

2. 要注意生活起居，过度疲劳或睡眠不足都是眩晕发作的原因之一。

3. 声光的刺激会加大眩晕的发生频率，所以居室宜安静，光线要暗淡。加强体育锻炼，增强体质。

4. 出现头痛剧烈、呕吐、视物模糊、肢体麻木或血压持续上升时，及时就医并配合治疗。

5. 改变体位时动作要缓慢，避免深低头、旋转等动作。

6. 按摩可选用脾俞、肾俞、足三里、关元、肝俞、行间、内关、丰隆等穴位。

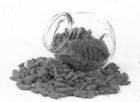
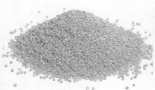
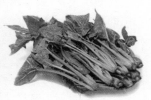

阳虚体质常用养生穴位

大椎——督脉补阳特效穴

大椎位于第7颈椎棘突下凹陷中，上至头面，入络于脑，所有阳经在这里交会，因此被称为人体阳经之会，具有统率与督促全身阳经脉气的作用。养护阳气是养生治病之本，对大椎进行适当按摩刺激，能一穴通诸经，振奋一身之阳气，缓解阳气不足，恢复体力。

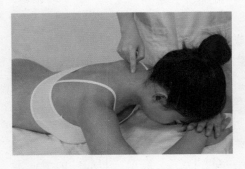

简便取法： 俯卧位或坐位低头，在后正中线上，可见颈背部交界处椎骨上有一个高的棘突，能随着头部左右摆动的为第7颈椎棘突，棘突下凹陷即为本穴。

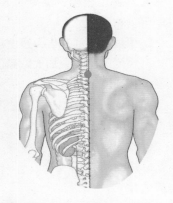

标准定位： 位于后正中线上，第7颈椎棘突下凹陷中。

保健方法

洗澡时，用温热水冲刷大椎10分钟，水温要稍微高一些，以人体皮肤能接受且不烫伤为度，直至穴位处皮肤泛红，颈背部发热冒汗时停止。过后注意保暖，此法可预防感冒。

命门——人体长寿之门

中医学认为命门蕴藏先天之气，集中体现肾的功能，故对五脏六腑的功能发挥起着至关重要的作用。命，人之根本也。门，出入的门户也。所谓"命门"，即人体生命之门的意思，是先天之气蕴藏之所在，是人体生化的来源，是生命的根本，对男子所藏生殖之精和女子胞宫的生殖功能有重要影响；对各脏腑的生理活动起着温煦、激发和推动作用。经常刺激命门，可强肾固本、温肾壮阳、延缓人体的衰老。

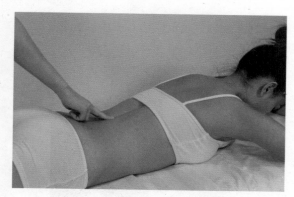

简便取法：坐位或俯卧位，肚脐水平绕腰腹一周，与后正中线交点处即为第2腰椎棘突，棘突下凹陷即为本穴。

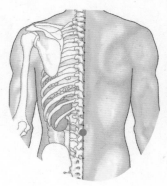

标准定位：位于腰部，后正中线上，第2腰椎棘突下凹陷中。

保健方法

在按摩命门前，先使用揉法让背部得到充分的放松与休整，再用掌根横擦命门，以发热为度，然后用两手掌搓热捂住肾区10分钟。

腰阳关——腰膝冷痛按腰阳关

本穴属于督脉，中医认为督脉为阳，腰阳关位于腰部的转动处，是阳气通行的关隘，在人体中具有非常重要的地位。如果人体的阳气不足，就会表现出无精打采的状态，还会出现疲惫困倦、畏寒怕冷等症状。现在很多人由于缺少室外活动，长时间地坐在电脑前，会有腰部酸痛的症状。腰阳关具有舒经活络、祛寒除湿的功效，可以补肾强腰，对治疗各种腰部疾病有着非常好的疗效。

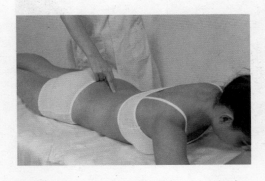

简便取法：坐位或俯卧位，找到两个髂嵴最高点，髂嵴最高点连线与后正中线交点处为第4腰椎棘突，棘突下凹陷即为本穴。

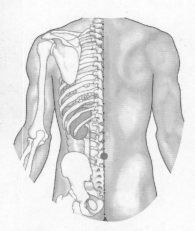

标准定位：位于腰部，后正中线上，第4腰椎棘突下凹陷中。

保健方法

拇指按压腰阳关，逐渐用力向下按压，保持5～6秒再松开，中间间隔2秒，接着进行按压，持续5～10分钟。或者用热水袋或热毛巾放在腰阳关的位置进行热敷，持续20～30分钟。

肾俞——培补元阳之穴

肾俞为肾之背俞穴，与肾脏相应，肾为先天之本，是生殖发育之源。一个人身体是否健壮，与肾的强弱有关。当寒冬到来时，人体需要有足够的能量以御守，倘若肾功能虚弱，就会因"火力不足"而出现头晕、心慌、气短、腰膝酸软、乏力、小便失禁或尿闭等症状，这是肾阳虚。

肾阳亦有元阳、真阳、真火等称号。肾与命门本同一气，为人身阴阳消长之枢纽，而肾阳主一身之阳气，经常刺激肾俞，可培补元阳，治疗因肾阳虚而引起的头晕、心慌、气短等一系列病症。

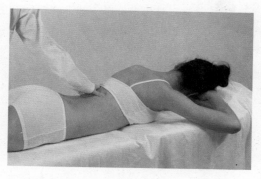

简便取法：坐位或俯卧位，肚脐水平绕腰腹一周，与后正中线交点处即为第2腰椎棘突，棘突下凹陷旁开2横指即为本穴。

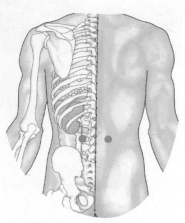

标准定位：位于背部，第2腰椎棘突下，旁开1.5寸。

保健方法

搓热掌心，然后把两手放到肾俞上，掌心在肾俞上做摩擦的动作，一上一下地擦动，可以让腰部的肾俞部位发热。或用双掌摩擦至热后，将掌心贴于肾俞，如此反复3～5分钟。

关元——温阳补肾要穴

　　关元是人体保健功效强大的穴位之一，此穴因具有强大的补益功效而被人称为"千年野山参"。中医认为，关元为男子藏精、女子蓄血之处，先祖们认为关元为真阳所居，化生精气之处，称之为丹田，通俗地说，就相当于人体生命活动中储存能量的能量库。常刺激关元，可起到补肾壮阳、理气和血、祛病养生的功效。

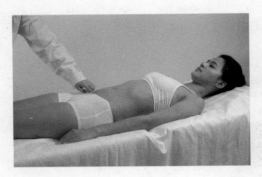

简便取法：仰卧位或坐位，从肚脐到耻骨上方画一线，将此线分为五等份，从肚脐往下3/5处即为此穴。

标准定位：位于下腹部，前正中线上，脐中下3寸。

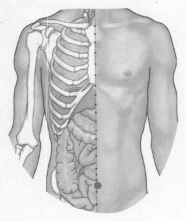

保健方法

　　双手十指交叉重叠置于关元上，稍加压力，然后双手快速地、小幅度地上下按揉。操作时间、地点不固定，但要注意不可以过度用力，按揉时只要局部有酸胀感即可。

阳虚体质之人膳食调理方

当归生姜羊肉汤——冬日的一碗暖身汤

羊肉既能御风寒，又可补身体，是御风寒、助元阳、补精血、益劳损的补益佳品。当归性温，味甘、辛，归肝、心、脾经，具有补血活血、调经止痛、润燥滑肠的功效，能抗衰老、增强免疫力。当归、羊肉兼补兼温，又以生姜宣散其寒。此组合能补养精血、散寒止痛。

原料

羊肉 250 克，当归 60 克，生姜 30 克，枸杞、料酒、盐各适量。

制作

①羊肉洗净切块，用料酒腌渍 10 分钟，再焯烫备用；生姜洗净切片，当归切片。

②锅中加清水，放入羊肉块、生姜片、当归片，大火煮沸后，改小火煲约 3 小时，直至羊肉熟烂。

③最后加盐调味，放入枸杞略煮即可。

> **温馨小提示**
>
> 当归生姜羊肉汤，是冬日里的一碗暖身汤，具有温阳祛寒、补虚养血的功效，不仅可以改善四肢末端的血液循环，补充能量，起到暖身效果，还能补血养颜，缓解月经不调、痛经等阳虚所致的妇科疾病。

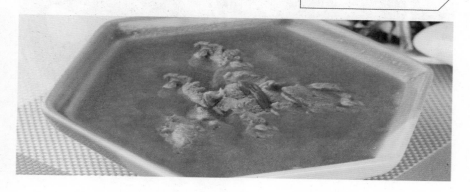

生姜红糖水——温胃止痛

生姜性温,味辛,归肺、脾经,具有温中止痛的作用。现代药理学证明,生姜有镇痛、抗炎、促进胃液分泌的作用。生姜红糖水不但可以暖胃、止呕、调理肠胃、祛湿活血,还可以预防感冒。

原料

生姜5片,红糖适量。

制作

①将2碗水与生姜一同放入锅中煮10分钟,然后加入1勺红糖,搅拌至溶化均匀即可。

②放置片刻,待温度适宜一次喝完。

温馨小提示

1.鲜姜汁可治疗因受寒引起的呕吐,其他类型的呕吐不宜使用。

2.腐烂的生姜会产生一种毒性很强的物质,可使肝细胞变性坏死,诱发肝癌、食管癌等,应避免食用。

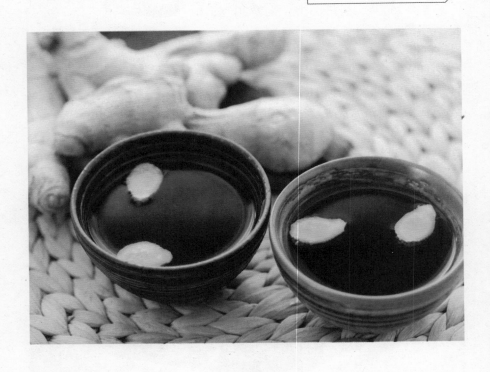

阳虚体质易发病症中成药调理方

四神丸——脾阳虚，吃点凉的就拉肚子

四神丸具有温肾暖脾、固摄止泻的作用。临床上常用于治疗慢性腹泻、肠结核、慢性结肠炎、肠易激综合征等属脾肾虚寒者。

药物组成： 肉豆蔻、补骨脂、五味子、吴茱萸、生姜、红枣。

专家解析： 补骨脂味辛、苦，性热，补命门之火，为补火益土之要药；肉豆蔻温脾肾而涩肠止泻；吴茱萸暖脾胃而散寒止痛；五味子酸温，固肾涩精，收敛止泻；生姜散寒行水；红枣滋养脾胃。诸药合用，肾温脾暖，自然泻止。

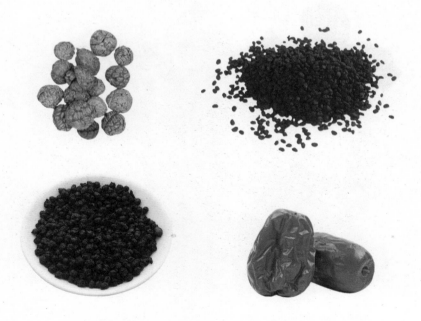

肾气丸——阳虚了，四肢总是冰冰凉

肾气丸是治肾阳不足的常用方，具有补肾助阳的功效。临床上常用于治疗糖尿病、甲状腺功能减退症、神经衰弱、醛固酮增多症、慢性肾炎、慢性支气管哮喘等病症。

药物组成： 干地黄、山药、山茱萸、茯苓、牡丹皮、泽泻、桂枝、附子。

专家解析： 重用干地黄滋阴补肾；山茱萸、山药补肝脾；加辛热之品附子、桂枝，助命门以温阳化气；诸药合用可补肾填精，温肾助阳，乃阴中求阳之治。泽泻、茯苓利水渗湿泄浊，牡丹皮清泄肝火，三药于补中止泻，使邪去则补乃得力，并防滋阴药之腻滞。诸药合用，温而不燥，滋而不腻，助阳之弱以化水，滋阴之虚以生气，使肾阳振奋，气化复常，则诸症自除。

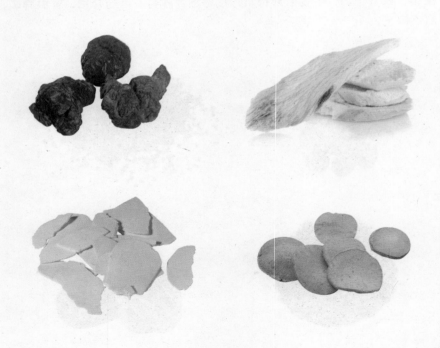

第五章

阴虚体质

●阴虚，与阳虚相对，是指精血或津液亏损的病理现象。阴液不足，滋润、濡养不足，就会出现体内相应的病理变化；阴不制阳，也可出现阳相对亢盛的病理变化。当我们的身体阴阳失调时，就会出现相应的症状。

阴虚体质的人会有哪些表现

形体消瘦

阴虚体质的人，大多形体较为消瘦，这不是因为吃得太少，而是因为消耗得过多。人体内阴液亏损，津液不足，就导致阴阳不平衡，人就呈现阴虚状态，阴无以制阳，阳则相对偏亢，内火旺盛。所以阴虚体质的人和正常人相比，因内火旺盛而消耗更大，被身体吸收的营养也自然较少，在形体方面就表现为消瘦。如果将人体看作一个自然界的话，津液就像河流，河道里面的水少了，那么船舶就不能够正常地行驶，土地会干裂，周围的树木也得不到滋养，会枯萎，草木无法生长。但需要注意的是，不是所有形体瘦的人都是阴虚体质，要知道一个人是否是阴虚体质，除了形体之外，还需注意其他特征。

性情急躁，易怒

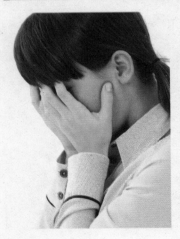

中医说阴虚则内热，阴虚体质的人容易上火，脾气较大，可是为什么会这样呢？其实解释起来也并不困难。

水能载舟，在我们的身体里，精血、津液就如同我们身体内的河流，它们蜿蜒不息地流淌在经络里，而我们的气，就是一顶顶的乌篷小舟，荡着阴血划向身体的各个组织，发挥温煦、固摄、卫外的作用，阴平阳秘，一派和谐景象。可是，随着河水的干涸，阴液的亏虚，这一切慢慢发生了变化。

首先，河水减少，表现为河道蓄水量减少，河道变浅，这就导致了河道承载能力下降。在身体中也是这样，阴液不足，承载能力下降，不能满足正常的需要。这样一来正常的阴阳平衡就被打乱了。很多人出现了身体热、性子急躁、坐不住、心跳加快，甚至心慌、心悸的现象。

接着，河水继续减少，地势平缓的地区甚至出现了断流。对应人体此时阴液亏虚已极，经脉枯涸，纵是阳气百般努力，怎奈无水行舟，寸步难行。这时候的人就会表现得没有耐性，一点不如意都会暴跳如雷，不能控制脾气。

阴液进一步亏损，阴损及阳，最终导致阴阳两虚。也就是说，阴虚体质的人一开始会出现"亢进"的表现，并不是阳气过多导致的"真亢进"，而是阴血不足所致的一种"假亢进"状态。但是如果阴血亏虚的问题长期得不到缓解，身体的亏损终将超过自身能够承受的范围，到那时就会从"假亢进"状态进入萎靡状态。

五心烦热

五心烦热，就是自觉两手心、两足心发热及心胸发热的一种异常感觉。此种感觉的出现多由阴虚火旺、心血不足而引起。

阴虚体质的人常会有手足心发热、异常烦躁的感觉，而且在午后这些症状会更加明显，这类人在饮食上喜食生冷之物。再加上这类人内火旺盛，故而不耐暑，比起常人更易上火。这些都是由其体内阴液亏损，阴不能制阳，阳盛阴衰所致，故而常出现五心烦热、面色潮红、眼花耳鸣等症状。

耳、目、口、鼻、皮肤干燥

人体内阴液亏损、滋润不足，肌肤营养不良，缺水明显，外在直接表现为耳、目、口、鼻、皮肤干燥。阴虚体质的人常有这种症状。这类人大便干结，小便量少色黄，严重时大便甚至是一粒一粒的，呈现羊屎状。这都是因其体内津液亏损，体液消耗过快而造成的。

为什么会形成阴虚体质

　　阴虚体质的形成，主要是受两个方面的因素影响，即先天因素和后天因素。

　　先天因素是指个体的生物学因素，即先天禀赋不足，包括早孕、早产、年长受孕、父母的气血不足或遗传父母的体质等。

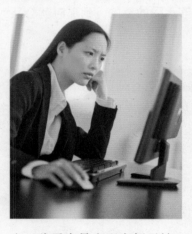

　　后天因素是指个体出生后所接受的来自环境的各种影响。阴虚体质的形成，大多是受到各种后天因素的影响，包括突发发热性疾病，消耗大量阴液；工作或生活压力过大，生活作息无规律，时常日夜颠倒，积劳阴亏；平日喜食辛辣、煎、炸、烤的食物，饮食以荤菜为主；房事过度，日常纵欲导致阴液亏损；曾有过出血性疾病病史；等等。

　　虽然阴虚体质的形成可以受先天因素影响，但儿童时期就出现阴虚体质的人很少。孩子容易出现大便干结、口疮、内热等症状，但这并不是说孩子一定是阴虚体质，这可能只是阴虚证的一种表现。在儿童时期，孩子的身体发育不完全，为"稚阴稚阳"之体，故而阴气不足，阳气亦不足，所以发病较快，病情变化也相对较快，且病情多为虚实交杂。因此，不能看到孩子出现内热、烦躁等阴虚表现，就认为孩子一定是阴虚体质。

阴虚体质的舌象变化

风痰伤阴——裂纹舌，苔干

此舌象舌色淡红，舌体有裂纹，舌面上的舌苔较干。这主要见于风痰上扰，渐而伤阴。在临床上，这类患者多有眩晕、头部沉重、肩部僵硬不适、手足震颤、口渴、消瘦等症状，严重者还会发生中风。

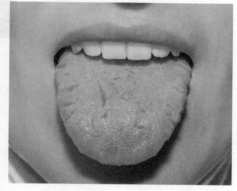

◆自我调理

1.阴虚体质者的饮食调理很重要，宜食用寒凉滋润、滋补肝肾之阴的食物，如动物肝脏和肾脏、猪肉、海参、核桃、枸杞、芝麻等。

2.阴虚体质者不宜多食用性温燥烈的食物，如味辛、苦，煎炸，腥膻类的食物。

3.阴虚体质者平时脾气不好，容易生气，所以要尽量控制自己的情绪，保持平和的心态。

4.阴虚体质者要注意劳逸结合，规律作息，少饮酒。

5.按摩可取风池、肝俞、肾俞、脾俞等穴位。

肝肾阴虚——舌红少苔

此类舌象舌质红，舌面上舌苔少，舌体稍瘦小。这多由阴液亏虚，阴虚则热，虚热内扰所致，属于肝肾阴虚的表现。常伴有头晕目眩、目干、耳鸣、五心烦热、失眠多梦、容易疲劳、肢体麻木、胁隐痛、形体消瘦、口燥咽干、腰膝酸痛等症状。

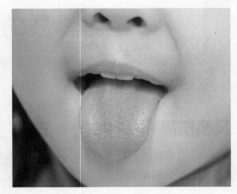

◆自我调理

1. 肝肾阴虚者少吃辛辣或者刺激性食物。还要多饮水、少饮酒，尽量保持五味不偏。

2. 肝肾阴虚者宜吃肉类、蛋类、奶类、蔬菜类补充营养，如山药、香菇、葡萄、石榴、桑葚、枸杞、黑豆、甲鱼、芝麻、兔肉、鸭肉等。

3. 不要给自己太大的压力，学会合理减压。

4. 合理地安排生活，保持良好的作息习惯，尽量避免熬夜和情绪激动。积极参加户外运动，放松心情。

5. 按摩可选用肝俞、肾俞、章门、太冲、照海等穴位。

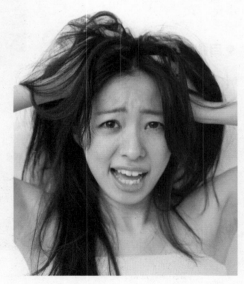

阴虚火旺——舌质红津少，少苔

此类舌象舌质红，舌面少苔，舌体一般属于瘦薄型。这类舌象多由阴不足，阴虚则阳亢并生热化为虚火，虚火亢盛，灼伤阴液所致，阴亏于下则舌面少苔。伴有心悸不宁、心烦失眠、口燥咽干、头晕目眩、两颧潮红、小便短赤、大便秘结等症状。

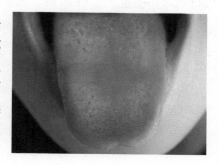

◆自我调理

1. 凡是有心悸的人，均应忌烟酒，也要避免乱用滋补之品。忌食辣椒、花椒、桂圆肉、紫苏、茴香、酒、葱、姜、蒜等辛辣香燥之品。

2. 多食用滋阴降火的食物，如甲鱼、海带、紫菜、海参、菠菜、猪血、猪肝、乌鸡、南瓜、蛤蜊、银耳等，可改善阴虚火旺、五心烦热、潮热盗汗、夜不能寐等。

3. 子时（相当于每天的 23 点到隔日 1 点之间）为人体阴阳交接时分，若子时过后仍不睡觉，就容易损阴耗津，故应避免熬夜，保持充足的睡眠时间。

4. 可选用耳穴如神门、肾、心、脑点、皮质下等进行敷贴。

5. 按摩可选用内关、通里、阴郄、心俞、太溪等穴位。

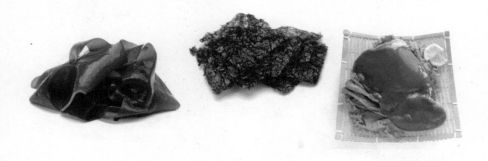

肺气阴两虚——镜面舌，舌质淡红

舌的颜色呈淡红色，舌面光滑无舌苔，中医认为此类舌象属于气阴两虚之证。此病多热在气分，汗出不透，则伤及气阴，见于温热病后期及内伤杂病，真阴亏损，元气大伤。伴有自汗盗汗、口燥咽干、神疲乏力、精神萎靡、面白、饥不欲食等症状。

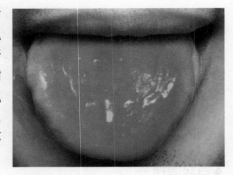

◆自我调理

1. 平时可以食用益气生津的食物，如小米、麦粉及各种杂粮和豆制品，高蛋白食物如牛奶、鸡蛋、瘦肉、鱼肉等；水果类有苹果、甘蔗、香蕉、葡萄、山楂等。

2. 秋天比较燥热，可食用清热生津润肺的食物，如鲫鱼、白鸭肉、芝麻、核桃、百合、鲜山药、白木耳、黑木耳、白果、梨、莲子、甘蔗等。

3. 一定要保持乐观的心态，健康饮食，规律作息，特别是注意保护肺部，防止呼吸道感染。

4. 加强身体锻炼，合理安排生活起居，不可太劳累。

5. 按摩可选用肺俞、脾俞、命门、血海、关元等穴位。

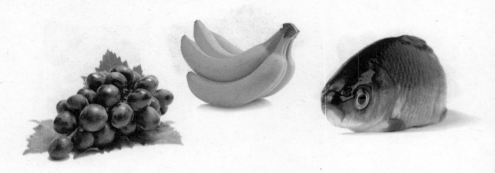

胃阴亏虚——地图舌

此类舌象舌色鲜红，舌面上的舌苔有一部分脱落，分布不均，呈现地图状，舌体相对瘦薄。这多由阴虚生内热，灼伤津液，致使津液不足，胃阴亏虚所致。伴有面色萎黄、口干、心烦少寐、胃部隐隐灼痛、大便干燥等症状。

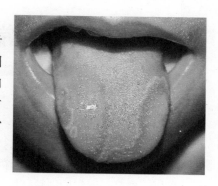

◆自我调理

1. 多食用润燥生津及清补食物，如梨、百合、黑木耳，饮食以营养丰富、容易消化为宜。

2. 胃酸缺乏者可于饭后吃少许山楂片或话梅，以酸甘助运。

3. 忌食葱、姜、桂皮等辛辣刺激食物，忌饮浓茶、咖啡等刺激性饮料，忌烟酒。

4. 注意休息，适当地运动，避免过度劳累，保持体力。

5. 要随时注意天气的变化以增减衣物，预防感冒。

6. 按摩可选用关元、三阴交、足三里、合谷、天井等穴位。

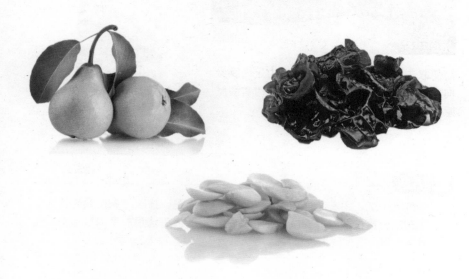

阴虚体质常用养生穴位

太溪——滋补肾阴特效穴

本穴在内踝与跟腱间形如溪谷之处，故名太溪。太溪是足少阴肾经原穴，犹如汇聚肾经元气的"长江"，补之则济其亏损，泻之则祛其有余，有补益肾气、滋补肾阴的功效。刺激此穴，不仅能疏通肾经，还对全身气机都有调节作用。

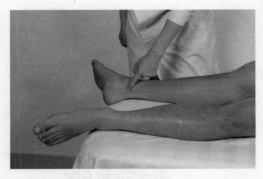

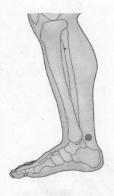

简便取法：仰卧位或坐位垂足，由足内踝尖向后推至跟腱之间的凹陷处，按压时有酸胀感，即为本穴。

标准定位：位于足内侧，内踝后方，当内踝尖与跟腱之间的凹陷处。

保健方法

盘腿正坐，用左手拇指指腹按压右侧的太溪，按压时先按顺时针方向旋按20次，再按逆时针旋按20次，然后以相同的手法用右手拇指指腹按压左侧的太溪。按揉时力度适中，每次按揉5分钟，每天2次。

三阴交——妇科疾病第一穴

三阴交在小腿内侧，为足太阴、少阴、厥阴经交会穴，故名"三阴交"。三阴交属于足太阴脾经，平时常按三阴交，有健脾利湿、补益肝肾的功效，可以治疗全身多种不适与病症，尤其对妇科病症有良好的治疗效果，是让女性远离妇科疾病的首选穴位。

简便取法： 坐位或仰卧位，手4指并拢，小指下边缘紧靠内踝尖上，在食指上缘处，小腿内侧骨后方即为本穴。

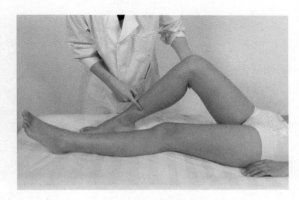

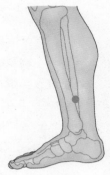

标准定位： 位于小腿内侧，当足内踝尖上3寸，胫骨内侧缘后方。

保健方法

　　用拇指或中指指端按压对侧三阴交，一压一放为1次，或先顺时针方向，再逆时针方向揉三阴交，持续10分钟。若血压过高或过低，可以选择在11：00—13：00进行按揉。

涌泉——补阴要穴

　　本穴为足少阴肾经的源头，连通肾经体内及体表的经络脉别，足少阴肾经根于此穴，循下而上，犹如天一之水由地下涌出，故此穴名涌泉。

　　涌泉是人体的重要穴位，刺激该穴对各类亚健康状态的缓解有很大帮助。另外，涌泉属足少阴肾经，有苏厥开窍、滋阴益肾的功效，是滋补阴气的重要穴位。

简便取法：俯卧位或仰卧位，足趾屈曲，在足底凹陷处，即第二、三趾趾缝纹头端与足跟连线的前1/3处。

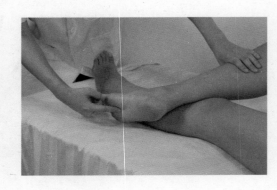

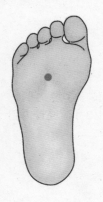

标准定位：位于足底部，蜷足时约当足底第二、三趾趾缝纹头端与足跟连线的前1/3与后2/3交点上。

保健方法

　　先摩擦双手，将掌心搓热，然后交叉按摩涌泉，左手掌掌心擦右脚掌掌心，右手掌掌心擦左脚掌掌心，意思是用劳宫去摩擦涌泉，每次至少擦50下。若是经常手脚冰凉之人，在按摩前可先用温水泡脚15分钟。

照海——补一身之阴

此穴主治目疾之广似海，故名照海。《千金要方》里称此穴为"漏阴"，意指肾经经水在此蒸发、漏失。照海属于足少阴肾经，有滋阴清热、调经止痛、通调三焦的功效，刺激照海还可以促进女性内分泌和生殖系统功能的改善。

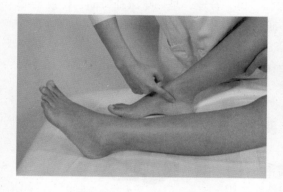

简便取法：坐位垂足或卧位，由内踝尖垂直向下推，至其下缘凹陷处即为本穴。

标准定位：位于足内侧，内踝尖下方凹陷处。

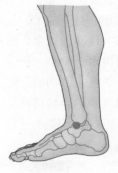

保健方法

　　坐位，屈膝，足掌平踏床面，用双手拇指分别揉按两侧内踝下的照海，以有酸胀的感觉为宜，时间不宜过长，5～10分钟即可。

阴虚体质之人膳食调理方

银耳百合雪梨汤——滋阴润肺养肌肤

银耳性平，味甘、淡，归肺、胃、肾经，是一味滋补良品，特点是滋润而不腻滞，具有滋补生津、润肺养胃、补气和血、补脑提神、强精补肾、延年益寿的功效。百合性微寒，味甘，归心、肺经，有养阴润肺、清心安神的功效。银耳百合雪梨汤是食疗滋补中的佳品，具有补肾、润肺、生津、清热、养胃等功效。

原料

银耳 100 克，百合 25 克，去皮雪梨 1 个，枸杞 5 克，冰糖 10 克。

制作

①洗净的雪梨切小块；将泡好的银耳根部去除，切小块；将百合、枸杞洗净备用。

②取出电饭锅，打开盖子，放入切好的银耳、雪梨块；放入洗净的百合、枸杞，加入冰糖，再倒入适量清水，搅拌一下。

③盖上盖子，按下"功能"键，调至"甜品汤"模式，煮 2 小时至食材熟软入味后按下"取消"键，打开盖子，搅拌一下，断电后将煮好的甜品汤装碗即可。

养生小贴士

1.百合需先浸泡15分钟，这样更容易煮熟软。

2.干百合已经失去原本的鲜甜爽脆，只适合做糖水和炖品，用干百合时要泡得久一点，不然会有酸涩味道。

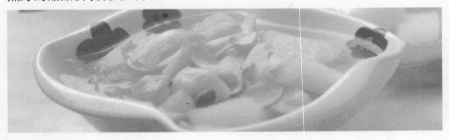

玉竹黄精炖鸭肉——延年益寿滋肺阴

玉竹性平，味甘，归肺、胃、肾经，是一味滋补良药，有滋阴润肺、生津养胃的功效。黄精性平，味甘，归脾、肺、肾经，有补气养阴、健脾、润肺、益肾的功效。鸭肉性平，味甘、咸，归脾、肺、肾经，有清肺解热、大补虚劳、利水消肿之功效。玉竹黄精炖鸭肉具有滋阴、润肺、养胃、生津补虚、利水、化痰等功效。

原料

鸭肉 300 克，玉竹 30 克，黄精 50 克，盐、薏苡仁各 5 克，姜 3 片，葱段少许。

制作

①将玉竹、黄精清洗干净，浸水 1 小时，备用；将鸭肉清洗干净，在水烧开后焯水，清洗干净备用。

②将鸭肉、玉竹、黄精、薏苡仁、姜放入炖盅内，加盖，再将炖盅放入加清水的锅内，隔水炖 3 小时以上。

温馨小提示

隔水炖的方法可以使食材保持形状不烂，而且汤汁清澈，时间上比煮的要长一些，但口感更好。

③加盐后放入葱段，继续炖 5 分钟即可，可以用勺子撇掉多余的油。

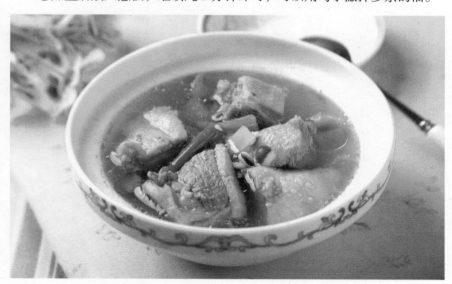

阴虚体质易发病症中成药调理方

交泰丸——阴虚，心肾不交，失眠多梦

交泰丸主治肾阴不足证，具有交通心肾、清火安神的功效。临床常用于治疗失眠、神经症和心火亢盛、肾阳不足所致的心肾不交症状。

药物组成： 川黄连、肉桂心。

专家解析： 本方由川黄连和肉桂心组成。川黄连清心泻火以制偏亢之心阳，肉桂心温补下元以扶不足之肾阳；心火不炽则心阳自能下降，肾阳得扶则肾水上承自有动力。水火既济，心肾交泰之象遂成，夜寐不宁等症便可自除。

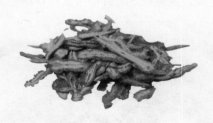

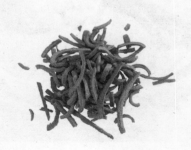

六味地黄丸——肾阴虚，男子遗精早泄

六味地黄丸主治肾阴虚，具有滋阴补肾、益气生津的功效。临床常用于治疗肾阴亏损、头晕耳鸣、腰膝酸软、骨蒸潮热、盗汗、遗精、消渴等。

药物组成：熟地黄、山萸肉、山药、牡丹皮、茯苓、泽泻。

专家解析：熟地黄可滋肾填精；山萸肉养肝肾而涩精；山药可补益脾肾而固精，三药同用，以达到三阴并补之功。配以茯苓淡渗脾湿，助山药之益脾，且防山药敛邪；泽泻清泻肾浊，防熟地黄之滋腻敛邪，且可清降肾中虚火；牡丹皮清泻肝火，制山萸肉之温，且防酸涩敛邪。六味药合用，三补三泻，大开大合，使滋补而不留邪，降泻而不伤正，乃补中有泻，寓泻于补，相辅相成之剂。

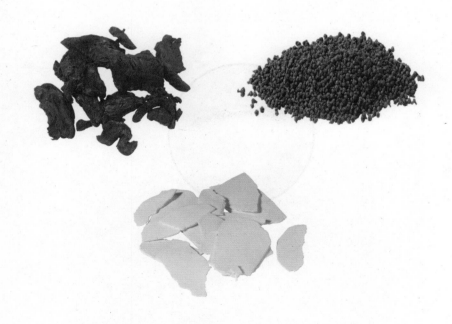

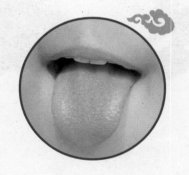

第六章

血瘀体质

●血瘀体质以体内血液运行不畅或瘀血内阻为主要特征。血瘀体质的人，面色晦暗，皮肤可能出现青紫色瘀斑，长痘痘后痘印久久不退等现象。此章我们一起学习如何辨别血瘀体质以及如何进行调理。

血瘀体质的人会有哪些表现

皮肤问题

血瘀体质的人容易出现面部色斑，同时伴有面色晦暗、口唇发紫、眼睛浑浊或"红丝盘睛"，肤质粗糙、有皮屑、干燥甚者如鱼鳞。血瘀体质的人易患痤疮，以难以透脓的暗紫小丘疹或结节为主，因此也较容易在面部留下难以消散的暗印和色素沉着。这是血瘀体质的人血液运行不畅，瘀滞于体内，肌肤失于濡养所造成。此外，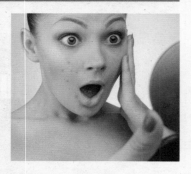
血瘀体质的人皮肤较为干燥，且常出现瘙痒，中医认为这是瘀血内阻而致血虚，进而血虚生风的表现，瘙痒是血脉不畅通在皮肤上的反映，治则为"治风先治血，血行风自灭"。

形体消瘦

血瘀体质的人以形体偏瘦者居多。"瘀血不去，新血不生"，体内血脉不畅，直接影响人体对营养的吸收，就算日常吃得不少，营养也到不了该去的地方。而且由于下焦产生瘀滞，运行不畅，时间久了还会使食欲受到影响。

容易脱发

血瘀体质的人脱发严重，且难以治疗。瘀血阻碍体内血流畅通，使毛囊、毛发得不到充分的滋养，进而导致脱发。"发为血之余"，只要体内血液流通不畅，就容易出现这种状况。

情志方面

血瘀体质的人常抑郁、呆板、面部肌肉不灵活，健忘，记忆力逐步下降，精神状态不佳，出现失眠等症状，这是血瘀导致机体濡润滋养不够、气血供应不足所致。同时，血瘀体质的人还会因为肝气不舒，容易暴躁、心烦。

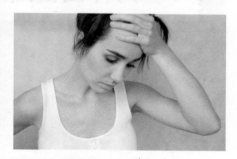

身体刺痛、有瘀青

中医认为："通则不痛，痛则不通。"血瘀体质的人由于血行迟缓不畅，血液滞于脏腑、经络时，局部就会出现疼痛，主要表现为刺痛，且疼痛部位固定不移、拒按，得温不减，女性经期容易出现痛经。此外血瘀体质之人容易在身上发现瘀青，这些无故出现的瘀青也是血瘀体质者的特征之一。这都是血流不畅导致的。

容易衰老

血瘀体质的人血流不畅，不能正常供应血液，身体不能充分得到新鲜血液的滋养，新陈代谢逐渐缓慢，我们身体的各个器官也就慢慢老化了，自然也就出现了衰老的迹象。如果这时开始进食补品，非但毫无起色，甚至还会出现反面效果，这是因为体内有瘀血，越补身体负担越重，就会使血瘀越严重。治疗的关键是化瘀。

总而言之，如果一个人脸色不太好，不但面色晦暗，还经常出现瘀斑，眼眶暗黑，嘴唇暗淡甚至发紫，皮肤总是干干的，面部有斑点沉着，那么，这个人有可能就是血瘀体质者。

为什么会形成血瘀体质

血瘀是中医辨证中的一种证型，身体里的血液运行不畅，或有瘀血内阻，这种体质状态就是我们所说的血瘀体质。血瘀体质是一种埋藏了很多危险因素的体质，高血压、冠心病、肿瘤等都和血瘀体质有着千丝万缕的联系。

血瘀体质是怎么形成的呢？以下内容可以帮助我们了解血瘀体质形成的原因。

1. 七情不畅：肝主疏泄，喜条达，若长期抑郁，则肝失疏泄，气机郁滞，气行则血行，气滞则血瘀；恼怒过度，肝郁化火，血热互结，或血热煎熬成瘀；心主血脉，脾统血，思虑过度，劳伤心神，易致心失所养，脾失统摄，血液运行不畅或血溢脉外不能消散而成血瘀。

2. 寒冷刺激：天气骤冷，或久居寒冷地区，寒邪侵袭人体，由于寒主收引，经脉拘急，血行受阻，即成寒凝血瘀。

3. 年老体弱：脾胃虚损或肾阳虚衰，气虚鼓动无力，血液运行不畅，血液瘀滞，即气虚血瘀。

4. 久病不愈：久病入络，导致血脉瘀阻，血行不畅；久病正气亏损，气不摄血，血行脉外，不能消散，日久而成血瘀。

5. 外伤：刚受到伤害时，局部组织会因外力过大发生断裂，包括皮下脂肪、微血管、小静脉、小动脉等，严重时会连肌肉与神经都受到伤害，如果皮肤没有破裂，就会以瘀血的状态表现出来。

血瘀体质的舌象变化

痰瘀伤阴——舌色暗红有裂纹，苔黄腻

此类舌象舌质暗红，舌上有裂纹，有一层黄腻苔。这种舌象多见于痰浊瘀滞，经脉不畅，瘀血内停日久，伤及阴液之人。因痰浊致病以中下焦为主，所以大多数人的病理表现以中下焦为主。此类患者常伴有下肢静脉曲张、皮肤暗淡、发痒、小便不利、口渴等。

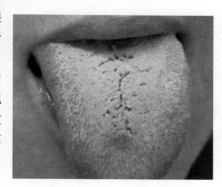

◆ 自我调理

1. 不要摄入过多的脂肪，肥肉及油炸类的食物要少吃。

2. 饮食应低糖、低盐、高纤维，可多吃芹菜、笋、菠菜等蔬菜。保证充足的水分摄入，但是尽量不要喝饮料。

3. 平时尽量避免久站或久坐，坐、卧时要常常把脚抬高。

4. 注意保持合适的体形，经常活动下肢，避免腿处于僵硬的状态。

5. 如若条件允许，可在瘀血明显的脉络进行点刺放血。注意此方法不能自行使用，应由医生操作。

心血瘀阻型胸痛——舌紫暗

这类舌象舌色紫暗，舌苔薄白，舌体适中，舌尖上有瘀斑和散在瘀点。多由于心血瘀阻，血脉凝滞，血行不畅而致舌色紫暗；脉络不通、心失所养而出现舌尖有瘀斑、瘀点。伴有心胸憋闷疼痛，疼痛固定不移，夜间尤甚，口、唇、爪甲青紫等。

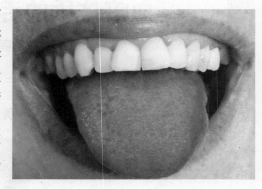

◆自我调理

1. 宜多食辛温宣化之品，如葱、蒜、香菜、韭菜等。

2. 多吃蔬果，合理搭配膳食，注意摄入充足营养。

3. 忌油腻，如肥肉等；忌吃生冷食物；忌不易消化的食物；忌烟酒。

4. 胸痛的患者要注意休息，防止疲劳，调节好自己的情绪，保持乐观的心态，避免情绪紧张及不良刺激。

5. 掌握自我排解不良情绪的方法，如转移法、音乐疗法、谈心释放法等。

6. 要适度地锻炼身体，注意保暖，不要受寒。保持大便通畅，必要时遵医嘱使用缓泻剂。

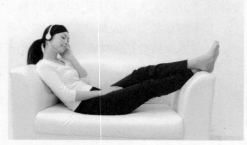

7. 按摩可选用巨阙、膈俞、心俞、膻中、内关等穴位。

痰瘀互结——舌色紫暗，苔白腻

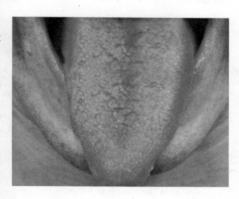

这类舌象舌色紫暗，苔白腻。多为痰湿凝结，导致血行不畅而瘀结于内所致。伴有局部肿块刺痛，或肢体麻木、瘫废，胸闷多痰，或痰中带紫暗血块，口唇暗紫等。

◆ 自我调理

1. 可以吃些可化痰祛瘀的食物，如薏苡仁、扁豆、核桃、黑木耳、海带等。

2. 忌辛辣刺激的食物，忌肥甘厚腻的食物，忌饮烈酒、浓茶、高糖饮料。

3. 注意保持心情舒畅，避免产生焦虑、抑郁的情绪，要保持适度的运动。

4. 按摩可选用脾俞、胃俞、膈俞、足三里、中脘等穴。

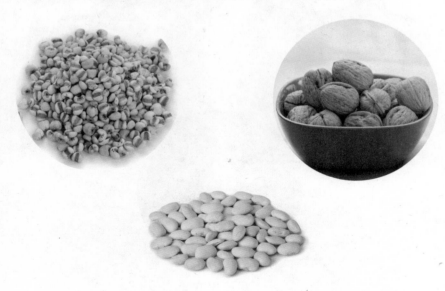

有瘀血——舌青紫，有瘀点或瘀斑

这类舌象舌色青紫，舌苔薄白，舌上有瘀点或瘀斑，属于瘀血阻络、气血郁滞的舌象。

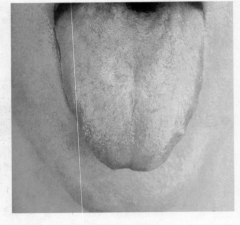

◆自我调理

1. 忌烟酒，不宜食用辛辣刺激、油煎、烧烤的食物，少吃动物内脏。

2. 要注意培养乐观的情绪，精神愉快则气血和畅，血液流通，有利于瘀血的改善。

3. 按摩可选用内关、外关、膈俞、足三里、血海等穴位。

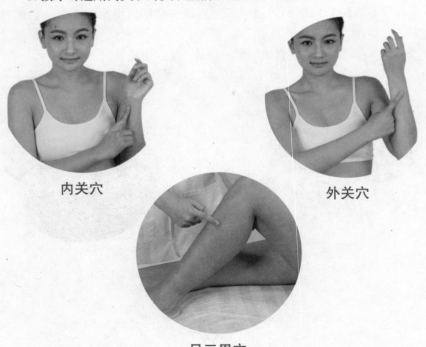

内关穴

外关穴

足三里穴

瘀阻胞宫——紫暗舌

此类舌象舌质暗淡，舌色偏紫，舌边或有瘀点、瘀斑。多由瘀血阻络，引起冲任失调，阻滞胞宫所致。伴有小腹刺痛，疼痛固定不移、拒按，或有肿块，或月经后期、量少，经色紫暗夹血块，或闭经，或崩漏等症状。

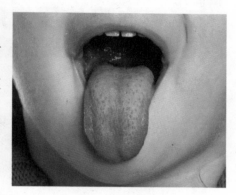

◆自我调理

1. 可食用活血的食物，肉类与汤类可适量多摄入。可以常吃猪心、牛肉、羊肉、鱼、海参等，蔬菜类食物可以选茄子、洋葱、香菇、藕、海带等。

2. 忌烟酒，不要胡乱食用辛辣动火的食物，忌高脂肪、生冷的食物。

3. 保持心情的愉快是必要的，过于焦虑、紧张的心情会影响女性月经的正常规律。

4. 可以适当地做一些运动，如走路、慢跑、跳舞等，但要避免经期剧烈运动。

5. 按摩可选用肝俞、血海、中极、地机、膈俞等穴位。

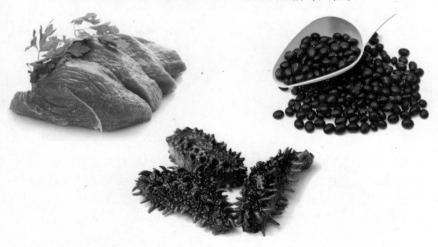

血瘀体质常用养生穴位

合谷——活血调经功效良

　　该穴在拇指和食指的指尖相合时，两指骨间有一处低陷如山谷的部位，所以名"合谷"。合谷为手阳明大肠经的原穴，有镇静止痛、通经活络、清热解表的作用。《四总穴歌》有"面口合谷收"的说法，意为合谷可治疗头、面、口部的疾病。

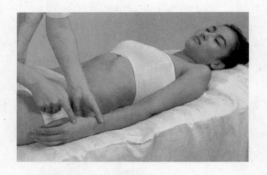

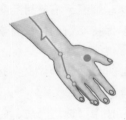

简便取法： 伸臂，拇指、食指张开，以一手拇指间横纹，放在另一手拇指、食指指尖的指蹼缘上，屈指，拇指指尖所指之处，按压时有酸胀感即为本穴。

标准定位： 位于手背，第一、二掌骨间，当第二掌骨桡侧的中点处。

> **保健方法**
>
> 　　按压合谷要左右手交叉进行，右手的拇指屈曲垂直按在左手的合谷上，一紧一松地按压，频率约为2秒1次，即每分钟30次左右。按压的力量须较强，以出现酸、麻、胀感，甚至有窜到食指端和肘部以上的感觉，即得气感为佳。

血海——既活血又补血

　　针灸此穴有引血归脾之效，犹如江河百川入归诸海，故名"血海"。女子月经与血密切相关，血虚、血瘀都可以引起月经不调等妇科疾病。血海可以健脾化湿、调经统血，所以能用于治疗与月经相关的疾病，以及其他的妇科病。

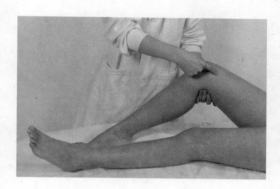

简便取法：坐位，将腿绷直，在膝盖内侧会出现一个凹陷的地方，在凹陷的上方有一块隆起的肌肉，肌肉的顶端就是血海穴。

标准定位：位于大腿内侧，髌底内侧端上2寸，当股四头肌内侧头的隆起处。

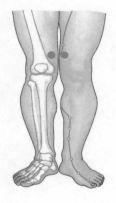

保健方法

　　每天9：00—11：00，是脾经经气运行最旺盛的时候，人体的阳气也正处于上升趋势，这时候按揉血海效果最好。用拇指按揉血海，每侧3分钟，要掌握好力道，力不宜过大，只要能感觉到有微微的酸胀感即可。

膈俞——活血化瘀第一穴

膈俞属足太阳膀胱经，还是八会穴之血会，临床被广泛应用于血证的治疗。膈俞具有活血化瘀、化痰化浊的功能，经常刺激膈俞，可调节脏腑器官的功能活动。膈俞是活血化瘀的重要穴位。

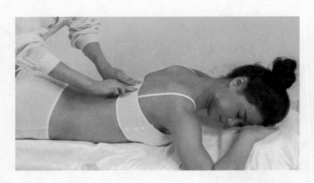

简便取法：俯卧位或坐位，两手自然下垂，两肩胛下角连线与正中线交点即为第7胸椎棘突，棘突下凹陷旁开2横指即为本穴。

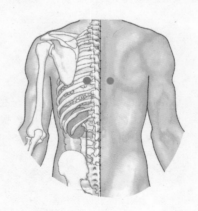

标准定位：位于背部，当第7胸椎棘突下，旁开1.5寸。

保健方法

双手拇指指腹分别按揉两侧的膈俞。按揉的力度要均匀、柔和，以局部有酸痛感为佳。早晚各1次，每次按揉2～3分钟，两侧膈俞同时按揉。

肝俞——气行则血行

本穴归属于足太阳膀胱经，为足太阳膀胱经循行路线上位于背部的背俞穴之一，背俞穴适用于治疗相应的脏腑病证。中医认为肝藏血，肝如同"血库"一般，能够贮藏一定的血液，以供人体活动所需，发挥其濡养脏腑组织、维持相应功能的作用。肝俞还具有行气的作用，气行推动血的运行，起到活血消瘀的作用。

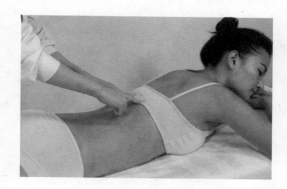

简便取法： 坐位或俯卧位，两肩胛骨下缘连线中点为第7胸椎，再向下数2个棘突即为第9胸椎棘突，棘突下凹陷旁开2横指（食指、中指并拢）处即为本穴。

标准定位： 位于背部，第9胸椎棘突下，旁开1.5寸。

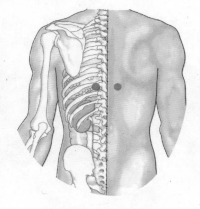

保健方法

用双手拇指指腹用较大力按压肝俞，指压时需挺胸，一边缓缓吐气一边往下按压，停留几秒，然后缓缓松开，如此重复20次。也可按住做小幅度旋转运动，由轻到重，以能承受为度。

血瘀体质之人膳食调理方

玫瑰花益母草茶——行气活血又美颜

玫瑰花性温，味甘、微苦，归肝、脾经，具有和血、理气的作用。益母草性微寒，味苦、辛，归心、肝、膀胱经，具有活血、祛瘀、调经、消水的作用。两者合用，可活血养颜、利尿消肿、化瘀补气。

原料

干玫瑰花 3 朵，益母草 3 克，蜂蜜少量。

制作

往茶杯里依次放入干玫瑰花和益母草，然后倒入开水，要八分满，待茶水稍温再放入蜂蜜，搅拌调匀，盖上盖子闷 5 分钟即可。

温馨小提示

1. 夜晚睡前饮用，女性月经前1周饮用，每日1次，每次300毫升。

2. 孕妇、糖尿病患者、肠胃功能弱者不要饮用。

3. 调入蜂蜜要在茶水温热时进行，以免水温过热破坏蜂蜜中的多种营养物质。

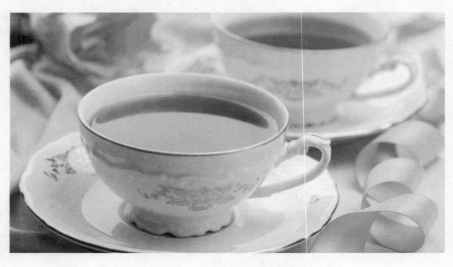

当归三七乌鸡汤——补气血、调经带、养容颜

当归性温，味甘、辛，入肝、心、脾经，具有活血止痛、补血调经、润肠通便的功效。三七性温，味甘、微苦，归肝、胃经，有化瘀止血、消肿止痛的功效。乌鸡性平，味甘，归肝、肾经，有活血化瘀、利水消肿等功效。当归三七乌鸡汤具有活血祛瘀、补虚温中的功效，可调理和改善瘀血体质。

原料

乌鸡 1 只，当归 15 克，三七 5 克，生姜 1 块，红枣 3 枚，盐适量。

制作

①将当归和三七放进清水中浸泡清洗；将乌鸡处理后清洗干净；生姜洗净，切片备用。

②将当归、三七、生姜片和乌鸡放入锅中，加入适量盐，清水淹过乌鸡，然后用大火烧开后小火炖 3 小时，待鸡肉熟烂后即可食用。

温馨小提示

新鲜的乌鸡鸡嘴干燥，富有光泽，口腔黏液呈灰白色，洁净没有异味；乌鸡眼充满整个眼窝，角膜有光泽；皮肤毛孔隆起，表面干燥而紧缩；肌肉结实，富有弹性。

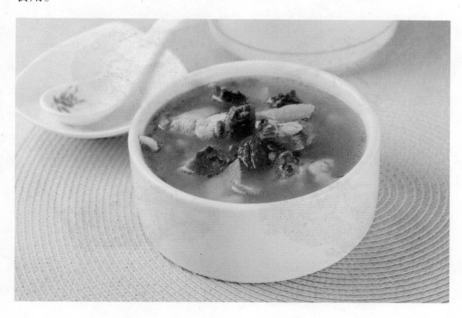

血瘀体质易发病症中成药调理方

调经止痛片——身疲乏力，少气懒言

调经止痛片用于治疗气虚血瘀，具有益气活血、调经止痛的功效。临床常用于治疗气虚血瘀所致的月经不调、痛经、产后恶露不绝、行经小腹疼痛。

药物组成： 当归、川芎、泽兰、炒香附、党参、益母草、大红袍。

专家解析： 当归可以养血活血、调经止痛；党参甘平，益气健脾；两药合用，有补气养血、调经止痛的功效；川芎、益母草、大红袍、泽兰有活血化瘀、调经止痛的功效；炒香附疏肝理气、调经止痛；七药合用，有益气活血、调经止痛之功效。

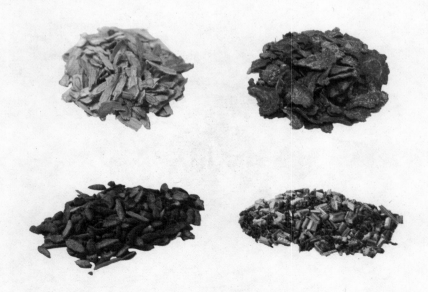

麝香保心丸——阴液亏虚，胸部刺痛

麝香保心丸用于治疗气滞血瘀，具有芳香温通、开窍止痛、益气强心的功效。临床常用于治疗心肌缺血所致的心绞痛、心肌梗死等疾病。

药物组成： 人工麝香、人参、人工牛黄、肉桂、苏合香、蟾酥、冰片。

专家解析： 人工麝香能活血化瘀、开窍止痛；人参能益气行滞；肉桂可温阳通脉；蟾酥可解毒止痛、开窍醒神；苏合香则芳香温通；人工牛黄可开窍醒神；冰片可开窍止痛。七药合用，能够起到芳香温通、开窍止痛、益气强心的功效。

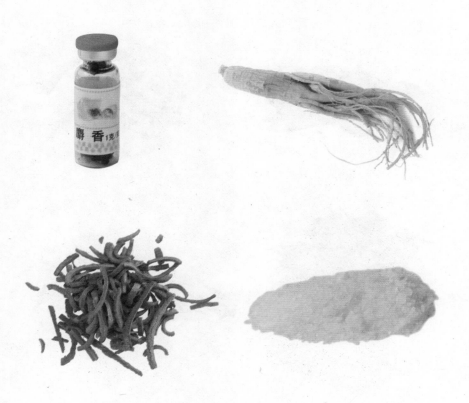

血府逐瘀胶囊——长久性的头痛

　　血府逐瘀胶囊用于治疗气滞血瘀导致的疼痛，具有活血祛瘀、行气止痛的作用。临床上常用于治疗头痛日久、胸痹、内热烦闷、心悸失眠等。

　　药物组成：当归、生地黄、牛膝、红花、炒桃仁、赤芍、麸炒枳壳、柴胡、甘草、桔梗、川芎。

　　专家解析：方中当归、川芎、赤芍、炒桃仁、红花活血化瘀；牛膝祛瘀血，通血脉，引瘀血下行；柴胡疏肝解郁；桔梗开宣肺气，载药上行，与麸炒枳壳一升一降，开胸行气；生地黄、当归能养阴润燥，祛瘀而不伤阴血；甘草调和诸药。合而用之，使瘀去气行，则诸症可愈。

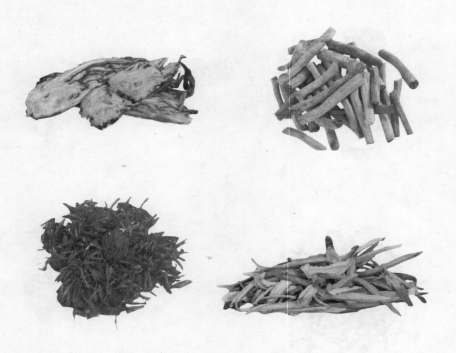

第七章

气郁体质

●气郁体质者平素性情急躁易怒，或忧郁寡欢，一旦生病则往往发为胸胁胀痛、胃脘胀痛、头晕目眩等气机郁滞之症。中医认为，气郁多由忧郁烦闷、心情不舒畅所致。我们将在此章介绍如何辨别气郁体质，如何进行调理。

气郁体质会有哪些表现

气郁体质其实就是由于长期情志不畅、气机郁滞而形成的，以形体消瘦、经常叹息、身体闷胀、睡眠不佳、食欲下降、大便干、情绪不稳定、忧郁脆弱、敏感多疑等为主要表现的体质状态。

形体消瘦

气郁体质的人心细、敏感，每天的神经都很紧张，时常郁结，身体的潜在消耗极大，所以形体一般偏瘦弱，且时常兼有气虚和阳虚的特征。

经常叹息

时常不住地唉声叹气是气郁体质最具代表性的特征，中医称之为"善太息"。气郁体质的人气机郁滞，时常会有不舒服的感觉，无意识的叹息能够舒展生机。严重时会感觉喉间有异物，吞不下去也吐不出来，这是气机郁滞、不顺畅、聚集在喉部的表现。

身体闷胀

气郁体质的人，身体总会有一种闷胀或隐隐作痛的感觉。一旦气机郁滞，胸口和胁下也总感觉有一团气，令人无法放轻松。女性在月经前若感觉有比较明显的乳房胀痛和少腹胀痛，这种情况可能就是气郁体质的表现之一。

睡眠不佳

气郁体质者因为气机郁滞，且内心细腻，多愁善感，晚上躺在床上，即使身体很疲惫了，脑子可能还是控制不住地思考着各种各样的事。外界声音对其影响极大，尤其是深夜，有些气郁体质者反映自己似乎能听到心脏突然的狂跳声和耳畔小动脉中的血流声，无论什么声音都会在他们的耳边无限放大，因此他们的睡眠质量会持续下降甚至会失眠。

食欲下降

气机郁滞导致人体腹部常有闷胀感，脾胃的消化功能变差，气郁体质的人即使是面对美味佳肴，可能也提不起半点食欲。

大便干

气郁体质的人由于体内气机郁滞，难以推动粪便使之被排出，粪便在肠道停留的时间延长，其中的水分就会被吸收得较常人多一些，粪便则变得干燥。

情绪不稳定

中医认为，"肝为将军之官，谋略出焉"。常常陷入自我思绪，苦思冥想的气郁体质者最耗肝血。肝属木，需要有"水"，也就是阴血的滋养。阴血不足，肝就会因为过于"干燥"，导致气郁体质者变得容易嗔怒。但是由于气机郁结、堵塞，让他们的嗔怒又无力爆发，最终还是憋在自己的心里面，苦苦地自我折磨。常常郁闷、不开心是气郁体质的人最典型的表现。这种体质的人对精神刺激的承受能力较差，内心细腻，容易起疑心，情绪不稳定，在与人交谈时，上一秒可能笑逐颜开，下一秒却很可能无法控制地突然陷入静默，甚至感到不愉快。

为什么会形成气郁体质

气郁体质者总会感觉莫名其妙的心情不好，或坐卧不安，或过于敏感，尤其是在阴雨季节，心中本就有三分压抑，也许只是一点小事就会致使情绪失控。不仅如此，气郁体质者的食欲一般较差，睡眠质量也不好，有一点点小动静便会惊醒。

气郁体质是如何形成的？不可否认，气郁体质与我们的性格有着莫大的关联，因此，气郁体质的成因大致可以分为以下几类。

先天禀赋

气郁体质的先天禀赋因素有以下两个方面：其一，父母为气郁体质，其子女可能因先天禀受而气郁与之俱生，易表现为气郁体质；其二，母体妊娠时饱受惊恐、气机郁怒不畅，致使胎儿气机失畅，胎禀气郁不畅之质。

后天因素

1. 情志失调，气机运行不畅，长期处在愤怒、忧郁、思虑等情绪状态下，导致脏腑功能失调，逐渐演变为气郁体质。

2. 生活过于安逸，养尊处优，运动不足，使得机体气机不畅；或生活压力过大，长期伏案工作，久坐导致气机不畅，日久生郁；久病未愈，或病后调理不当，导致气机阻滞，或因病情迁延，导致气郁。

气郁体质的舌象变化

肝郁脾虚——舌暗淡，苔薄腻

这种舌象舌质淡，色偏暗，舌体有轻微胖大，舌面上有一层薄薄的腻苔。多为忧思伤脾，导致脾虚水化不利，郁怒伤肝，导致肝郁气机不畅，肝郁脾虚者常伴有乏力、精力不济、心情烦躁以及头昏蒙等症状。

◆自我调理

1. 可以适当地吃一些有利于行气的食物，如萝卜、花椒、葱、姜等。

2. 可多食五谷杂粮健脾，如薏苡仁、白扁豆，这两种既是食物，又是中药，可以长期食用。

3. 少吃生冷、油腻、黏稠的食物，忌吃甜食。

4. 改善居住环境，放松心情，缓解压力。

5. 适当的户外运动可以有助于调节肝气，舒畅气机。

6. 按摩可选用膻中、期门、肝俞、脾俞、太冲、阴陵泉等穴。

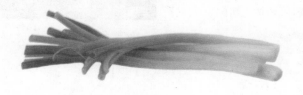

气滞血瘀——舌暗淡、胖大

此类舌象舌色暗淡，舌体胖大，舌边或有隐隐的齿痕，舌苔薄白。多由气滞日久，不能推动血液运行，瘀而不化所致。在临床上，这类患者多有长期的精神压抑史，同时伴有善太息、脘腹胀满、咽部异物感等症状，女性常伴有乳房胀痛、乳腺增生、子宫肌瘤等。

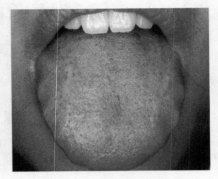

◆自我调理

1. 可在饮食中适量添加白萝卜、柑橘、大蒜、生姜、茴香、桃仁、桂皮、丁香等。

2. 少吃盐和味精，避免血压升高，加重气滞血瘀的程度。

3. 忌吃甘薯、芋头、蚕豆、栗子等容易引起胀气的食物。

4. 少吃肥肉、奶油、鳗鱼、蟹黄、蛋黄、鱼籽、巧克力、油炸食品等，防止血脂增高，影响气血运行；不宜喝冷饮。

5. 缓解压力、放松心情是最重要的调理方法。规范作息，生活有规律。

6. 尽量避免淋雨、涉水、喝冰凉的饮料，适当的户外运动有助于心情放松。

7. 按摩可选用膻中、期门、太冲、三阴交、血海等穴。

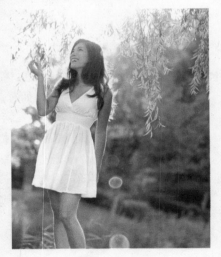

月经不调——舌暗红，苔薄白

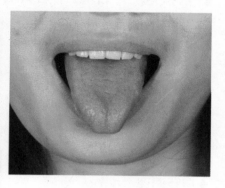

此类舌象舌质暗红，舌苔薄白，有时舌的边缘有散在的瘀点。多由长时间的精神压抑、精神紧张或遭受重大精神刺激导致肝气郁结，冲任失调所致。女性多发，表现为月经失调。临床上常伴有月经来临之前的身体不适，如胸胁肋、乳房、少腹胀痛，月经量时多时少，色红有块，伴有脘闷纳呆、善太息等。

◆自我调理

1. 可适量吃些能够疏肝理气的食物，如佛手、香菜等。

2. 要多吃清肝泻热的食物，如苦瓜、西红柿、绿豆、芹菜、白菜、卷心菜、油菜、丝瓜、李子、青梅、山楂等。

3. 应戒烟限酒，忌食甘肥辛辣的食品。

4. 生活中要注意与他人交流互动，找到自己的爱好和所长。保持生活规律，心情开朗。

5. 按摩可选用中脘、支沟、太冲、三阴交等穴。

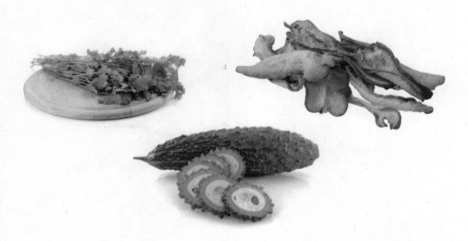

肝郁痰浊——舌淡红，苔白腻

此类舌象舌色淡红，舌中分布很厚的白腻苔。这多为气机郁滞，影响肝的疏泄，水谷精微与水液不能输布，久聚而生痰，痰湿阻络所致。临床上常伴有眩晕、咽喉异物感、胸闷呕恶、胁肋胀满、纳差食少等。

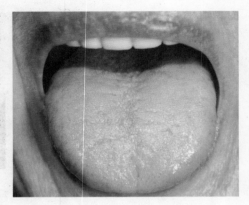

◆ 自我调理

1. 饮食宜清淡而富有营养，可多食水果、蔬菜，如绿豆、赤小豆、西瓜、冬瓜等食物，可祛痰化湿；可适量食用海带。

2. 正确对待各种事物，树立自信心，避免忧思郁怒，防止情志内伤。

3. 少吃肥腻甘甜的食品，以保持良好的消化功能。忌食辛辣食物。

4. 居室应整洁，空气新鲜，光线柔和，保持环境安静。

5. 要养成良好的生活习惯及健康的生活方式。

6. 按摩可选用中脘、膻中、内关、丰隆、足三里等穴。

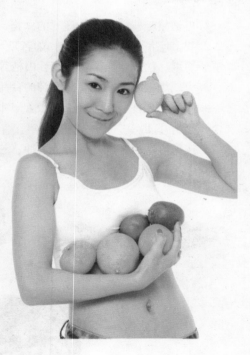

气郁痰瘀——舌暗淡、胖大，苔腻

此类舌象舌色暗淡，舌体胖大，舌边微有齿痕，舌中部有一层腻苔。这多见于肝气不舒，日久生郁，肝气横逆犯胃，影响中焦而产生痰浊的情况。临床上常伴有肠胃不适、便溏或者便秘、食少、易怒不安等症状。

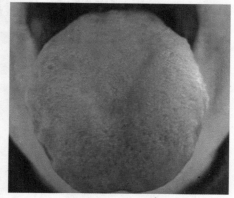

◆自我调理

1. 气滞为主要发病原因，可多在饮食中添加行气之品，如萝卜、花椒、葱，还有其他可以帮助疏肝理气的绿色蔬菜。

2. 可食用薏苡仁、山药、小米、绿豆、白扁豆等食物健脾利湿。

3. 要注意适当锻炼，多接触大自然，多做令自己轻松愉快的事情。

4. 要注意饮食，不要吃太多难以消化的食物，加重肠胃的负担。

5. 按摩可选用丰隆、足三里、膈俞、颊车、地仓等穴。

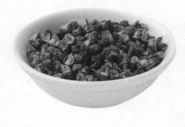

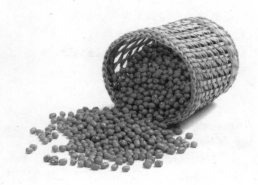

气郁体质常用养生穴位

太冲——调畅肝经气机

太冲是足厥阴肝经的输穴和原穴，五行属土。《庄子·应帝王》："吾乡示之以太冲莫胜。""太冲莫胜"是指极其清净和谐、阴阳调和之境界。肝在时为春，无冬之寒、夏之热与秋之肃杀，有太冲之义焉。肝藏血，主情志，情志异常大多与肝有关，所以太冲穴有调节不良情绪、保持情志舒畅的功效。

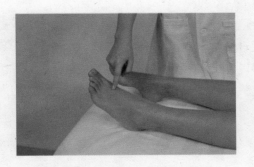

简便取法：坐位或仰卧位，由第1、2足趾间隙向足背推，至第1、2跖骨结合部前方，可感觉到一凹陷处，或触及动脉搏动即为本穴。

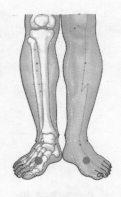

标准定位：位于足背部，第1、2跖骨结合部之前凹陷处。

保健方法

　　用拇指指腹按压太冲，用点按的方法，按压6分钟即可。按压时的力量可以稍微大一些，以局部感到酸胀为佳。在按压太冲之前可用热水泡脚15分钟，促进局部血液循环。

期门——疏肝理气第一穴

期门为肝经的募穴，是足太阴脾经、足厥阴肝经与阴维脉的交会穴。期门是汉代负责守卫的武官名，用以作为肝为将军之官的比臂，拥有像肝脏的阳刚之气，也指气血运动周期的出入门户。肝为将军之官，期门的取义，极为明显，为气血运行周期的出入之门。

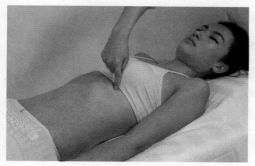

简便取法： 坐位或仰卧位，自乳头垂直下推2个肋间隙，按压有酸胀感处，即为本穴。

标准定位： 位于胸部，乳头直下，第6肋间隙，前正中线旁开4寸。

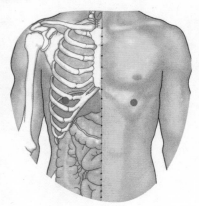

保健方法

双手掌心搓热，然后分别放在两边期门穴上摩擦5分钟，以感到发热为度。或用双手拇指指腹向下按压，并做小幅度环形按摩，以感到酸胀得气为佳，每次按摩2～3分钟。

膻中——胸闷、胸痛常用穴

膻中在胸中，属心包之募穴，八会穴之气会。适当刺激膻中可起到活血通络、宽胸理气、止咳平喘的作用，常用于治疗心胸肺部疾病，如心胸痛、胸闷、乳腺增生、咳嗽、哮喘等。

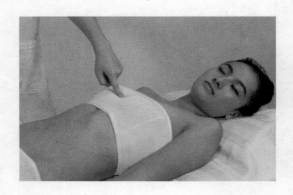

简便取法：仰卧位或坐位，两乳头连线与前正中线的交点处即为本穴。

标准定位：位于胸部，当前正中线上，平第4肋间，两乳头连线的中点。

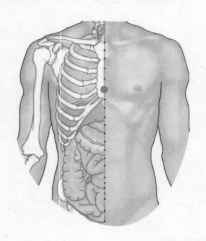

保健方法

用拇指或大鱼际先顺时针方向后逆时针方向各按揉膻中20次，重复10次。若有心悸，可以睡前配以暖水加浴盐泡澡15分钟。

印堂——醒脑调神抗抑郁

印堂位于督脉的循行路线上，而督脉通于脑，脑为元神之府，故印堂有醒脑调神的作用。脑为精神、意识、思维活动的物质基础，五志为脑的生理功能主宰，七情是脑受各种刺激反映于外的表现，观察长期心情抑郁或者久年忧虑苦闷之人，其印堂处往往紧蹙成川字，眉头不展。刺激印堂有抗抑郁之功。

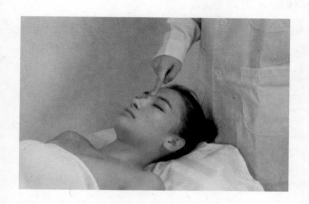

简便取法：坐位或卧位，两眉头连线的中点处。

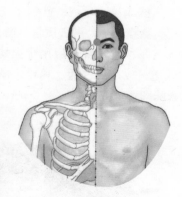

标准定位：位于额部，两眉头之间。

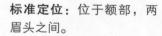

保健方法

用中指的指腹揉按印堂，用力适度，每天早晚各揉按一次，每次2～3分钟；也可采用右手拇指和食指捏起两眉间的皮肤稍向上拉的方法，每日早晚各提拉50～100次。

气郁体质之人膳食调理方

柴胡苦瓜瘦肉粥——和解表里除烦躁

柴胡性微寒，味苦、辛，归肝、胆、肺经，具有疏散退热、疏肝解郁、升举阳气的功效。苦瓜性寒，味苦，归心、肝、脾、胃经，具有明目解毒、消烦解暑的功效。柴胡苦瓜瘦肉粥具有和解表里、疏肝升阳的功效，可用于缓解月经不调、烦躁等。

原料

大米 30 克，柴胡 12 克，苦瓜 200 克，猪瘦肉 200 克，盐、鸡粉、料酒各适量。

制作

①苦瓜切段，猪瘦肉切丁，备用。

②大米洗净放入砂锅，砂锅中注水烧开，倒入柴胡、猪瘦肉丁，淋入适量料酒，撇去浮沫，放入苦瓜段，水烧开后用小火炖 1 小时，至食材熟透，放入少许盐、鸡粉，搅拌片刻，至食材入味即可。

养生小贴士

1.夏季气温较高，心火易起，胃口不佳，苦瓜性寒，具有清心解暑的功效，特别适合夏季食用。

2.苦瓜不耐保存，即使在冰箱中存放也不宜超过2天，所以应尽快食用。

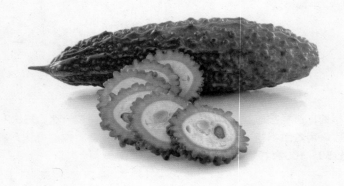

柑橘山楂饮——活血化瘀治失眠

柑橘性平，味甘、酸，归胃、肺经，具有开胃理气、止咳润肺的功效。山楂性微温，味酸、甘，归脾、胃、肝经，具有消食化积、行气散瘀的功效。柑橘山楂饮具有消食化积、行气解郁等功效，可用于缓解痛经、失眠、食欲不佳等症状。

原料

柑橘 100 克，山楂 80 克。

制作

①将柑橘去皮，果肉分成瓣；山楂对半切开，去核，果肉切成小块。

②砂锅中注入适量清水烧开，倒入柑橘瓣、山楂块，用小火煮 15 分钟，略微搅动片刻即可。

温馨小提示

1.因柑橘果肉中含有一定的有机酸，为避免其对胃黏膜产生刺激而引起不适，最好不要空腹食用本品。

2.挑选山楂时，以果大、肉厚、核小、皮红者为佳。

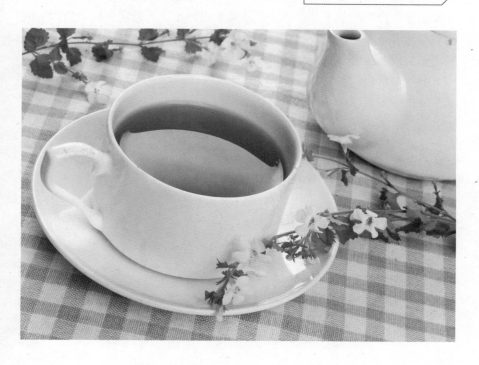

气郁体质易发病症中成药调理方

龙胆泻肝丸——气郁胁痛，情志不舒，下焦湿热

龙胆泻肝丸主治气郁胁痛，具有清肝胆、利湿热的功效。临床常用于治疗肝胆湿热、头晕目赤、耳鸣耳聋、耳肿疼痛、胁痛口苦、尿赤涩痛、湿热带下等。

药物组成：龙胆、柴胡、泽泻、生地黄、黄芩、炒栀子、木通、盐车前子、当归、甘草。

专家解析：龙胆大苦大寒，既能泻肝胆实火，又可清下焦湿热，故为君药；黄芩、炒栀子苦寒泻火，清上导下，合龙胆增强泻火之功；木通、盐车前子、泽泻清利下焦湿热，使邪从水道外出，为臣药；佐以当归、生地黄滋阴养血；柴胡疏肝胆之气，以利诸药提高疗效；甘草甘平和中，调和诸药为使。诸药合用，为治肝胆实火和下焦湿热所致诸症的药方。

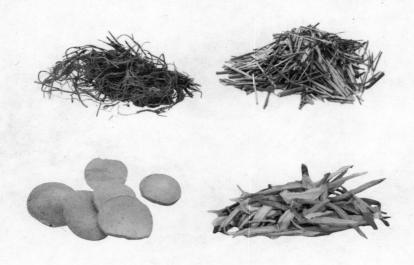

罗布麻降压片——气郁眩晕，七情过伤，脏气不平

罗布麻降压片主治气郁眩晕，具有平肝潜阳、息风活血的功效。临床常用于治疗头晕、目眩、头痛、烦躁及高血压、高血脂、动脉硬化等（使用时需注意，该药属于处方药，需在医生的指导下服用）。

药物组成：罗布麻、夏枯草、钩藤、泽泻、珍珠母、牛膝、山楂、菊花。

专家解析：罗布麻、钩藤、珍珠母平肝潜阳，清热息风；夏枯草、菊花清肝泻火，清利头目；配以牛膝活血化瘀，通络止痛，引血下行；山楂行气散瘀；泽泻利水渗湿。诸药相合，共奏平肝潜阳、息风活血、通络止痛之功。

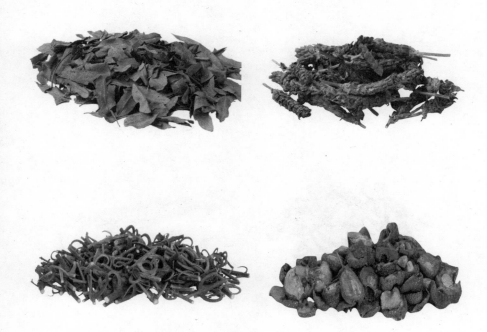

安神温胆丸——气郁怔忡，怀抱抑郁，心神不宁

安神温胆丸主治气郁怔忡，具有和胃化痰、安神定志的功效。临床常用于治疗心胸隐痛、胸闷气短、心胆虚怯、触事易惊、心悸不安、虚烦不寐、自汗、头晕等。

药物组成：半夏、陈皮、茯苓、枳实、竹茹、炒酸枣仁、远志、五味子、人参、熟地黄、甘草、红枣、朱砂。

专家解析：半夏、陈皮、茯苓、甘草均有健脾理气、化痰之效；枳实、竹茹则清心降火；炒酸枣仁、远志、五味子、朱砂可安神定志；人参、红枣健脾益胆气；熟地黄滋阴补肝肾。诸药相伍，则有健脾理气、化痰、安神定志之效。

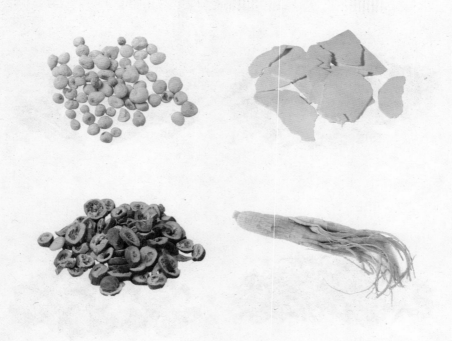

第八章

痰湿体质

●痰湿体质的人容易发胖，通常来说形体都较为肥胖。所谓"胖人多痰湿，瘦人多内热"，也就是说发胖的人通常都是痰湿体质。随着生活水平的不断提高，出行多选择坐车，上下楼的楼梯也被电梯所取代，人们运动越来越少，相应的，肥胖的人越来越多，而人们对于肥胖的研究也不断深入，各种减肥产品相继出现。你知道中医是如何解释肥胖的形成吗？此章为你解除疑惑。

痰湿体质的人会有哪些表现

痰多且皮肤较为油腻

痰湿体质的人，体内湿气积聚，油脂代谢异常，和普通人相比，其面部皮肤则更为油腻。中医理论上的痰，不单是指呼吸道的痰，也是指人体津液的代谢产物中黏稠不易流动的部分。

形体肥胖，腹部柔软

痰湿体质的人容易发胖，通常来说形体都较为肥胖。所谓"胖人多痰湿，瘦人多内热"，也就是说发胖的人通常都是痰湿体质，而燥热体质的人一般较为消瘦。水往低处流，所以痰湿重的人其身体大多也较为沉重。痰湿体质的人还有一个习惯，就是喜欢久坐、久卧，不爱运动。这是痰湿停滞于四肢导致的。另外，痰湿体质的人一般腹部较为松软，这是因为其平时运动较少，腹部脂肪较多。

倦态乏力，精神萎靡

痰湿体质者的反应一般较常人缓慢，且经常会出现神昏、头重、嗜睡等症状。这类人平时表情不丰富，老是给人一种漠然的感觉。且在饭后，又会因为其脾胃消化不好，痰湿壅盛，蒙蔽清阳，出现胸闷且头昏脑涨的症状。如果出现以上症状，就要反思是不是痰湿滞留在体内了。

口渴，不喜欢喝水

痰湿体质的人往往有一个有趣的现象，即使是微微有些口渴了，也不想喝水。其实，痰湿体质的人这时的"口渴"并不是真正的口渴，这里的"口渴"是指其体内的水液聚集成痰湿，从而失去了其原本的滋润作用，从而表现出来口渴。通常来说，这种"口渴"只是微微口渴，但是若在这时喝水，则会加重其体内痰湿的堆积。因此，痰湿体质的人会出现口渴但不喜欢喝水的现象。

出汗较多

痰湿体质的人日常多汗，特别是在梅雨季节，出汗尤其频繁。"湿"的特性之一就是黏滞，表现在皮肤上就是汗出黏腻。人体在闷热之时会通过出汗来降低自身的体温，痰湿体质的人会更经常出汗，自己常有一种黏滞不爽之感。痰湿体质之人大多是油性皮肤，容易生痤疮。

二便异常

痰湿体质的人常小便混浊，大便时还可能会不顺畅，因为体内痰湿累积的缘故，大便会变得非常黏滞。这是痰湿之邪停留于体内，导致体内瘀积过多废物的征象。

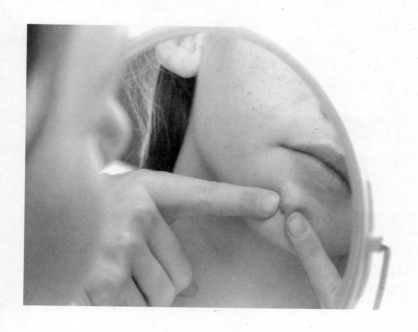

为什么会形成痰湿体质

痰湿体质是让人比较担忧的，了解痰湿体质是如何形成的可以帮助我们很好地调节身体。那么痰湿体质究竟是什么原因造成的呢？

先天因素

有家族遗传因素，西医中的代谢性疾病与痰湿体质密切相关，而代谢性疾病一般都与遗传因素有关，比如糖尿病、高血压、高血脂、痛风等病症。在造成痰湿体质的因素中，先天遗传因素占据了很大比重。

口味重或过食凉食

有些人长期口味偏重，比如口味偏咸，吃盐太多容易引起体内水钠潴留，这是加重痰湿在体内堆积的重要因素。其次，俗话说"多吃未必会长肌肉，但过食肯定生痰湿"，就是指饮食不可过度，一旦肥胖起来了，痰湿就很可能"不请自来"。另外，过食凉食会给脾胃带来很大的负担，一旦脾胃被伤，则运化失权，聚湿生痰，进而逐渐形成痰湿体质。

长期熬夜

长期熬夜必会使胆经失养，进而影响肝气的疏泄，导致气机不畅，肝气横逆犯于脾胃，脾失于健运，水湿停聚于体内，水湿内停日久形成痰湿。

缺乏运动

《千金要方》说："养性之道，常欲小劳。"适量的运动能够消耗人体多余的痰瘀脂浊，能活血化瘀、化浊利湿。反之，若是缺乏运动，且日常暴饮暴食，则会导致脾虚，水谷精微运化出现障碍，以致湿浊留滞。

痰湿体质的舌象变化

痰瘀内阻——舌暗红，苔黄腻

痰瘀内阻者舌质暗红，舌苔黄腻且厚。多见于痰浊与瘀血阻滞经脉，导致气血运行失常。临床上常伴有身体局部或者全身性的疼痛、僵硬、麻木，头目昏蒙不清，胸闷多痰，严重时可见中风或者肿瘤。

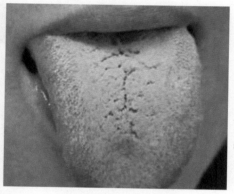

◆自我调理

1. 可多吃活血行气、化痰通络的食物，如山楂、芹菜、荠菜、橘皮、冬瓜、无花果、丝瓜等。

2. 控制寒凉与肥甘厚腻食品的摄入。

3. 不要自行买药回来煎服，不能对症下药只会加重病情。

4. 及时就医检查和坚持调理，保持良好的生活习惯，注意饮食，经常锻炼身体。

5. 按摩可选用中脘、足三里、丰隆、血海、阴陵泉、膈俞等穴。

痰湿郁热——齿痕舌，苔黄厚腻

此类舌象舌色暗红，舌上有厚腻的黄苔，舌边有齿痕，严重者可有瘀斑。这多为体内痰湿郁积，郁久化热，影响水液的正常代谢所致。临床上常伴有多痰、胸闷、纳呆、腹胀、口臭等症状。

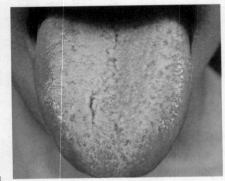

◆ 自我调理

1. 饮食上的首要任务是戒除肥甘厚味，且忌暴饮暴食和进食速度过快。应该多食用蔬菜。忌烟、酒及辛辣食物。

2. 痰湿盛者宜食用薏苡仁、茯苓、香菇、芦笋、萝卜，以祛痰化湿。

3. 平时应调畅情志，健康饮食，规律生活。应进行适当的锻炼，以微汗出、不气喘为宜。

4. 按摩可选用关元、天井、手三里、三阴交等穴。

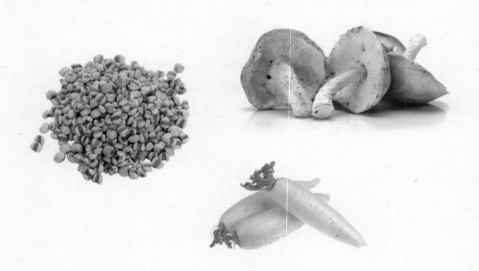

脾虚湿蕴——舌胖嫩，苔黄厚腻

此类舌象舌质嫩，舌体胖大，且边缘有齿痕，舌中间有厚腻的黄苔。这多为脾虚不能运化水湿，致使舌体胖大，受到牙齿挤压，产生齿痕。脾虚湿盛，代谢不去，日久化热，因此出现黄腻苔。临床上常伴有全身乏力、身体沉重、头晕、纳呆不舒等症状。

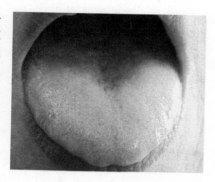

◆自我调理

1. 脾胃虚弱的人，宜食用红枣、山药、扁豆、莲子等食物。

2. 饮食要均衡，多吃些谷物和粗粮，要注意少油、低盐、无糖，控制主食食量。

3. 苦瓜、黄瓜、柿子、香蕉、梨、西瓜等食物过食容易伤及脾胃，要控制其摄入量。避免不良的嗜好，不吸烟，不饮酒。饭前少用脑，吃饭要专心，饭后稍休息，养成良好的生活习惯。

4. 多进行户外运动，接受自然阳光的照射，但是要防止暴晒。注意保暖，尤其是腹部的保暖。夏季亦不可贪凉露宿。

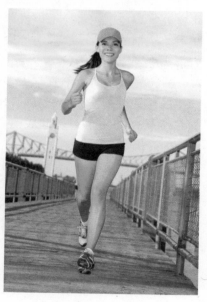

5. 保持精神愉快，避免过度疲劳、忧愁、悲伤、紧张和其他因素引起的精神上的创伤。

6. 按摩可选用中脘、足三里、胃俞、脾俞、天枢等穴。

暑湿发热——舌红，苔黄腻

此类舌象舌质红，舌面上有黄腻的舌苔。这多为感受暑湿之气，湿性黏腻，郁久化热而产生的舌象。临床上常伴有发热难退、身重、不欲饮食、渴不欲饮、大便不爽等症状。

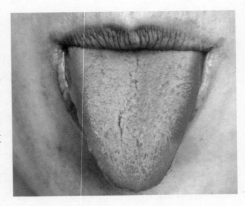

◆ 自我调理

1. 发热使身体流失大量的水分，应多补充水分，可以喝水或果蔬汁，它们都是很好的液体补充剂，果蔬汁还能补充必需维生素和矿物质，尤其是维生素 C。

2. 发热时，可在头部及血管丰富处进行冷敷：将冷毛巾或冰袋放于头部或腋窝、腹股沟等血管丰富处。

3. 天气太热时，不宜吃太多冰凉的食品，否则容易伤及脾胃，导致脾胃动力不够，引起腹痛、腹泻的症状。

4. 疾病快痊愈时，不宜食用油腻的食物。感冒发热的时候不宜喝浓茶、吃冷饮等。

5. 夏季暑热较重，要加强防护，并且提高自身的免疫力。

6. 按摩可选用大椎、合谷、丰隆、公孙、足三里等穴。

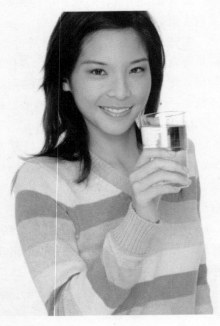

痰浊头痛——舌淡胖，苔白腻

此类舌象舌质较淡，舌体胖大，舌边缘有齿痕，舌面上有白而腻的舌苔。这多为过食肥腻之品，导致脾失健运，湿气凝聚而生痰，痰浊中阻，上蒙清窍所致。临床上常伴有胸脘满闷、泛吐痰涎、下肢沉重等症状。

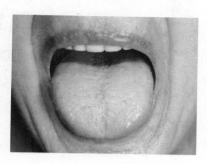

◆自我调理

1. 宜吃化痰祛湿的食物，如陈皮、生姜、砂仁、苹果、萝卜、海带、薏苡仁、赤小豆、南瓜等。

2. 少吃泡菜或发酵食品，忌食生冷瓜果，忌油腻、肥甘、辛辣食品，忌饮浓茶，忌烟、酒。

3. 注意休息，保持环境安静，光线不宜过强。养成良好的生活规律，保持每周至少三次有氧运动。

4. 避免过度用脑，保持心情愉快，保证睡眠质量。

5. 可选择合适的头部保健按摩法，以疏通经脉，调畅气血，防止头痛发生。按摩可选用百会、印堂、头维、丰隆、合谷、中脘等穴。

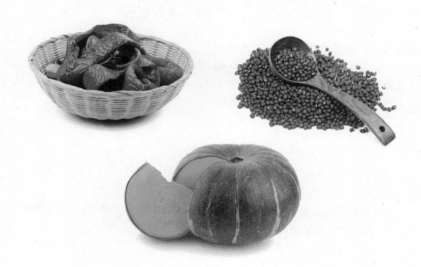

痰湿体质常用养生穴位

丰隆——化痰祛湿降血脂

　　丰隆是胃经的络穴，络穴不仅能治疗本经的病症，而且能治疗其表里经的病症。胃经与脾经相表里，故丰隆也能治疗脾经的病症。丰隆具有健脾化痰的功效，可治疗咳嗽痰多、水肿等痰湿泛滥之症。

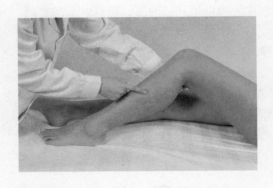

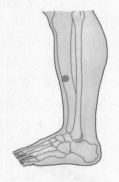

简便取法： 仰卧或坐位，屈膝，确定腘横纹端与外踝尖连线中点，从胫骨前缘沿该中点水平线往外量2横指，按压有沉重感，即为本穴。

标准定位： 位于小腿前外侧，当外踝尖上8寸，条口外，距胫骨前缘2横指。

保健方法

　　将双腿并拢屈曲，食指和中指伸直，指腹置于穴位上，用指腹垂直用力按揉，以出现酸胀痛的感觉为宜。每次按摩1～3分钟。

水道——健脾和胃排痰湿

本穴是胃经水液通行的道路，故名水道。本穴归足阳明胃经，居于腹部，脾胃主运化水湿，因此水道具有健脾和胃、通调水道的功效，能将人体内的痰湿浊气排出体外，从而达到减肥、轻身健体的目的。

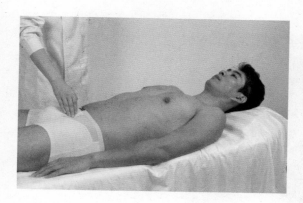

简便取法：仰卧位，从肚脐沿正中线向下4横指，再用食指、中指、无名指并拢，水平旁开量3横指即为本穴。

标准定位：位于下腹部，当脐中下3寸，距前正中线2寸。

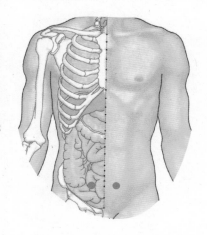

保健方法

将拇指置于水道穴上，用拇指指尖按揉穴位，以出现刺痛和酸胀的感觉为宜。每天早晚各按摩1次，每次1~3分钟。刺激水道穴还可对痛经、不孕、盆腔炎等妇科疾病起到辅助治疗效果。

天枢——调理肠腑利减肥

天枢在脐旁2寸，正好位于人体的中部，是人体上下相交的枢纽。人的气机上下沟通、升降沉浮，均经过天枢，故天枢也是人体升降清浊的枢纽。天枢是大肠的募穴，能调理大肠，将大肠中的糟粕排出体外，从而达到减肥的目的。

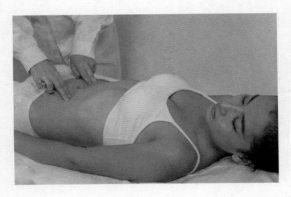

简便取法：仰卧位或坐位，双手手背向外，拇指与小指弯曲，中间3指并拢，以食指指腹贴于肚脐，无名指所在的位置即是天枢。

标准定位：位于腹中部，当脐中旁开2寸。

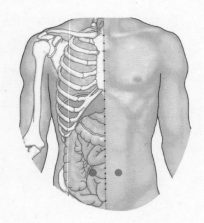

保健方法

将食指和中指并拢，指腹置于穴位上，用力向下按揉，至出现酸痛为宜。每天早晚各按摩1次，每次1~3分钟。刺激天枢还能治疗便秘、腹泻、腹胀、腹痛等肠道疾病。

大横——清肠消脂除腹胀

本穴至处广而大，在脐旁大横纹中，故名"大横"。大横是足太阴脾经和阴维脉的交会穴，不仅能治疗本经病症，还可治疗阴维脉的病症。中医认为肥胖多由痰湿积聚体内所致，当痰湿不再堆积于体内时，肥胖得消。大横能通过健运脾气来化除痰湿，达到减肥的效果。

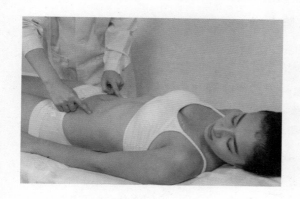

简便取法：仰卧位，过乳头作一与前正中线平行的直线，沿肚脐作一水平线，两线的交点处即为本穴。

标准定位：位于腹中部，当脐中旁开4寸。

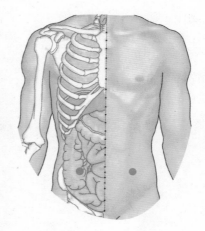

保健方法

将食指和中指并拢，用指腹按揉穴位，按揉时配合吸气、缩腹，以出现胀痛的感觉为宜。每天早晚各按摩1次，每次1～3分钟。刺激大横还可以治疗腹痛、腹泻、便秘、痢疾、肠道寄生虫病、肠麻痹等。

痰湿体质之人饮食调理方

燕麦片粥——延年益寿降血脂

燕麦片性温，味甘，归脾、大肠、心经，具有健脾、益气、补虚、止汗、养胃、润肠的功效。它不仅可预防动脉粥样硬化、脂肪肝、糖尿病、冠心病，而且对便秘以及水肿等都有很好的辅助治疗作用，其还含有钙、磷、铁、锌等矿物质，有预防骨质疏松、促进伤口愈合、预防贫血的功效，是补钙佳品。此外，燕麦片粥还可增强人的体力。

原料

燕麦片 50 克。

制作

①将燕麦片倒入电炖锅内胆中，加水适量。

②放入内胆，加盖，调为低温档，隔水炖煮 10 分钟，粥熟后即可盛出食用。

温馨小提示

1.燕麦片易熟，可直接在锅里小火熬煮，不过电炖锅的使用更便捷。

2.燕麦片和清水的比例最好控制在1：4左右，就是说50克燕麦片得加200毫升清水。

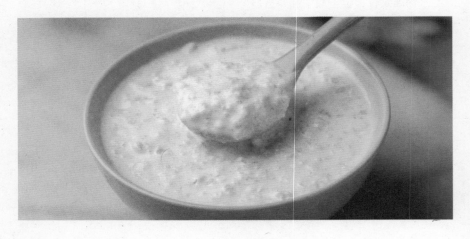

山药冬瓜排骨汤——化痰祛湿补元气

山药性平，味甘，归肺、脾、肾经，具有健脾补肺、益胃补肾、固肾益精的功效。冬瓜性微寒，味甘、淡，归肺、大肠、小肠、膀胱经，具有利尿清热、化痰生津的功效。排骨性温，味甘、咸，归脾、胃经，有补脾、润肠胃、生津液、丰肌体、泽皮肤、补中益气、养血健骨的功效。山药冬瓜排骨汤具有促进消化、化痰祛湿等功效。

原料

排骨 500 克，冬瓜 300 克，山药 500 克，葱、姜、盐各适量。

制作

①山药、冬瓜洗净，切块备用；排骨切段，用水焯一下，再掺水放入高压锅里，放入盐、葱段、姜片，上气 15 分钟。

②开锅再加入山药块，10 分钟后放入冬瓜块，煮熟后加盐调味，即可盛出食用。

养生小贴士

1. 本品对于血脂较高者不宜多食。

2. 本品还可以依据个人喜好加入适量红枣和枸杞，加强滋补肝肾、健脾养胃功效。

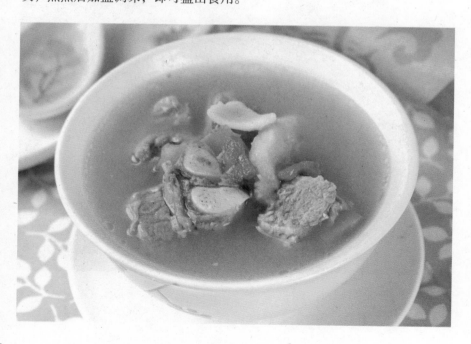

荷叶莲藕炒豆芽——补脾肾，渗水湿

荷叶性平，味苦，归肝、脾、胃经，具有清热解暑、升发清阳的功效。莲藕性寒，味甘，归膀胱、脾、胃经，具有利水除湿、清热解毒的功效。豆芽性凉，味甘，归胃、三焦经，具有清热消暑、解毒利尿的功效。荷叶莲藕炒豆芽具有补脾肾、渗水湿等功效，对时有低热、下肢肿胀、小便不利的肥胖者的疗效尤为显著。

原料

鲜荷叶 200 克，莲藕 100 克，绿豆芽、青红椒丝、食用油、盐各适量。

制作

①将莲藕洗净，切片备用；将鲜荷叶洗净加水煎汤，盛其材料备用。

②锅中放食用油烧热，放入莲藕片煸炒至七成熟，再加入绿豆芽、青红椒丝，适量烹入荷叶汤，待熟后再加适量盐调味即可。

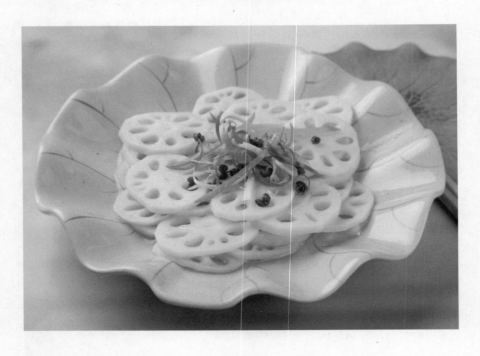

痰湿体质易发病症中成药调理方

二陈丸——痰湿阻肺，咳嗽痰多，气喘胸闷

二陈丸主治痰湿阻肺，具有燥湿化痰、理气和胃的功效。临床常用于治疗咳嗽痰多、胸脘胀闷、恶心呕吐等症状。

药物组成：陈皮、半夏、茯苓、甘草。

专家解析：半夏辛温性燥，燥湿化痰，降逆止呕；陈皮辛苦性温，燥湿化痰，理气和中；茯苓甘平而淡，能利水渗湿，断其源，竭其流，则湿无所聚；甘草助茯苓健脾和中，兼制半夏之毒，调和诸药。四药相配共奏燥湿化痰、理气和中之功，为治湿痰证之主方。

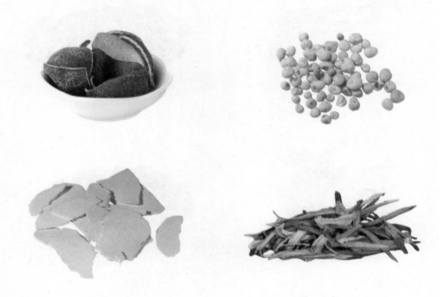

人参健脾丸——不消化，腹泻

人参健脾丸用于治疗脾胃虚弱、腹胀腹泻，具有健脾益气、和胃止泻的功效。临床上常用于治疗慢性胃炎、十二指肠溃疡、胃肠功能紊乱、过敏性结肠炎等，对小儿厌食症、儿童慢性鼻炎，以及痤疮等均有一定疗效。

药物组成：人参、砂仁、制远志、麸炒白术、山药、炙黄芪、木香、当归、炒酸枣仁、茯苓、陈皮。

专家解析：方中人参、茯苓、麸炒白术、炙黄芪益气健脾；山药、陈皮、砂仁健脾和胃；木香理气健脾，调理中焦气机；炒酸枣仁、制远志安神定志；当归活血养血。诸药共奏健脾益气、和胃止泻之功。脾气健运，运化水谷功能才能正常运行，且方中有茯苓、砂仁等化湿药，有助于湿气从体内排出。

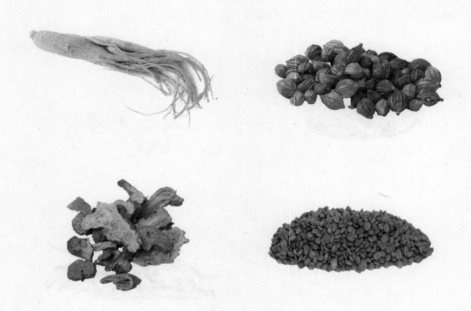

第九章

湿热体质

●湿，给人的感觉是含有水分的，沉重的。古人说："千寒易除，一湿难去。湿性黏浊，如油入面。"湿热体质之人，面部与鼻尖总是油光铮亮，怎么洗都不干净。那么湿热体质是怎么形成的呢？怎样看出是否有湿热？本章将为你呈现。

湿热体质的人会有哪些表现

"热"往往会与"湿"相"勾结",水湿侵体,时间长了就会"从阳化热",久而久之形成湿热体质。湿热是指人体内的湿与热同时存在的现象。湿热体质者的舌头上大多数有一层厚厚的苔,刮之不去,口里发黏,这样的舌苔就是腻苔,是痰湿的表现,如果有内热的话,舌色偏红,舌苔发黄黏腻,也就是黄腻苔。从以下几个方面也可以辨别湿热体质。

皮肤油腻,面生疮

湿热体质的人常头发油腻,头皮屑很多,面部皮肤油腻,毛孔粗大,眼睛分泌物很多。面部痘痘多,好发于口唇周围,反复发作,不容易痊愈。还有口中酸臭,自觉口苦口黏。

大便黏腻不爽

大便很臭,黏滞,总是黏在马桶上,反复冲水还冲不净,大便虽然不成形,却排便困难总是有不顺畅、排不净的感觉,这说明体内湿热重。另外,男性容易阴囊潮湿,女性容易带下增多、色偏黄、气味重。

神疲乏力,肢体沉重

湿热体质者睡觉起床后,感觉很累,像是没睡够,头发昏,打不起精神,浑身酸痛,很不清爽,像穿了件湿衣服一样。

易出痧,色鲜红

刮痧很容易出痧,且痧量多,痧色鲜红,伴有明显的疼痛、沙砾感,皮肤出现结节样等反应。在刮拭的时候,背部较易有痛点,也会快速出现痧斑。拔罐后,皮肤也容易出痧,且容易出现鲜红色水疱。

湿热体质的舌象变化

瘀瘀有热——舌暗红，白腻苔微厚

此类舌象舌色暗红，舌面上铺有一层偏厚的白腻苔。这多为体内痰瘀阻滞，致使经脉不通，郁久生热，但此种热为经脉瘀热，而非由湿化热，所以舌苔不黄。临床上常伴有浑身燥热、脸上长有小丘疹、毛孔粗大等症状。

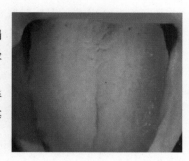

◆自我调理

1. 此类患者发病通常都是与饮食肥甘厚腻有关，所以在调理阶段应以清淡饮食为主。

2. 应多食用性寒凉的水果，如梨、橙子、香蕉等。要多饮水，少吃膨化类、甜味、辣味的零食。

3. 严格控制烟酒，忌食大蒜、韭菜、薤白、茴香等。

4. 调整心情、生活规律，适当增加运动量。

5. 按摩可选用血海、丰隆、足三里、三阴交、大椎、曲池等穴。

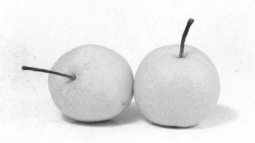

湿热内蕴——舌红，薄腻苔

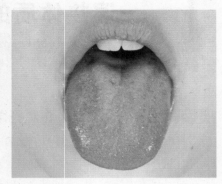

此类舌象舌色偏红，舌面上布有一层薄薄的腻苔。这多见于湿热内蕴的患者。湿为重浊黏滞之邪，阻滞气机，与热邪相合，导致热不得越，湿不得泻。临床上常伴有头重昏蒙、四肢困重、胸脘痞满、大便黏腻不爽等症状。

◆自我调理

1. 在饮食上以祛湿清热为主，可多食用薏苡仁、山药、小米、绿豆、白扁豆等食物。

2. 切勿多食生冷瓜果，肥腻、黏甜之物及各种冷饮，以防伤及脾胃，湿浊内生。

3. 居住环境应温暖干燥，多休息，不要熬夜，不要饮酒，不要吃香辣的东西，平时避免暴饮暴食。

4. 不要直接睡地板，地板湿气重，容易入侵体内，造成四肢酸痛。潮湿下雨天减少外出。不要穿潮湿未干的衣服，不要盖潮湿的被子，洗完澡后要充分擦干身体，吹干头发。

5. 要保持适当的运动量。

6. 按摩可选用肺俞、脾俞、曲池、阴陵泉等穴。

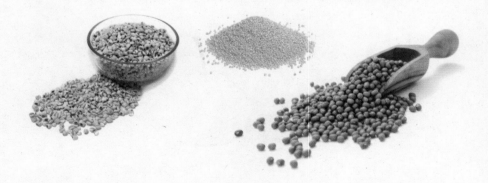

热蕴肝胆——黄腻苔

此类舌象舌质淡红，舌面上有一层厚腻的舌苔。多见于湿热蕴蒸肝胆，致使肝气郁结，胆汁外溢所形成的病症。临床上常伴有身目俱黄、发热、身重、口渴、恶心呕吐、小便短少黄赤等症状。

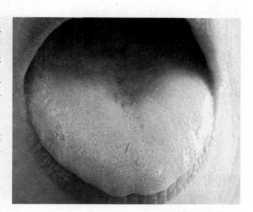

◆自我调理

1. 少食多餐，食物应新鲜、富有营养，易消化。主食以大米、小米、玉米、赤小豆等为主，辅食以新鲜蔬菜、水果为宜。忌食高脂肪、高胆固醇、高蛋白质的食物。

2. 烟酒会加重肝脏负担和损害，患者应戒烟、戒酒。伴有腹水者应限制钠盐和水的摄入。勿滥用药物。

3. 保持情绪的稳定，树立坚强的意志，心情开朗，消除负面情绪。

4. 积极进行有益的体育运动，如散步、打太极拳、练保健操等。

5. 按摩可选用章门、太冲、脾俞、肝俞、劳宫、脊中等穴。

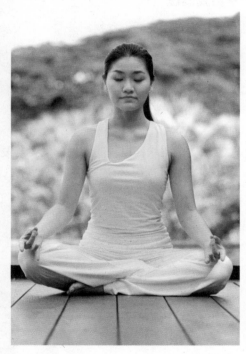

石淋——舌红，苔黄腻

此类舌象舌质红，舌面上有层黄色的腻苔。这多由湿热蕴结，日久化热而产生。湿热下注，下焦积热，煎熬水液，结为砂石，从而发生石淋。临床上常伴有尿中带血、小便艰涩、排尿突然中断、尿道刺痛窘迫、少腹拘急、发热等症状。

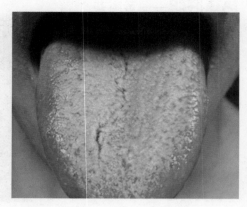

◆自我调理

1. 多食用高纤维食物，谷类、薯类及新鲜蔬菜中都富含纤维素。

2. 不要太晚吃晚餐，早吃晚餐有利于降低石淋的发病率。

3. 宜吃荸荠、西瓜、冬瓜、梨、鲜藕等食品。

4. 限制钙、草酸含量高的食物的摄入，避免高糖、高胆固醇和高脂肪饮食。如竹笋、菠菜、毛豆、甜菜、西红柿、土豆、苹果、巧克力、咖啡等。

5. 要多喝水，以预防石淋的发生与复发。

6. 按摩可选用肾俞、膀胱俞、中极、然谷、关元、委中、气海、足三里等穴。

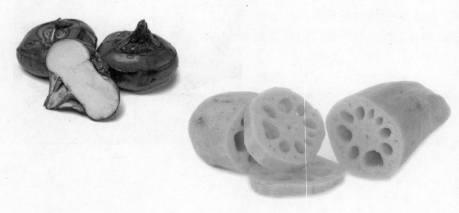

湿热体质常用养生穴位

中脘——脾胃湿热首选穴

中脘属奇经八脉之任脉，中脘为胃经募穴，亦为八会穴之腑会，该穴位可清热、化湿降逆、和胃健脾，对于消化系统疾病都有一定的疗效。经常刺激中脘可促进胃肠蠕动，不仅可以调节脾胃湿热之气，还能够帮助身体快速地排出多余的脂肪和废弃物，起到排毒养生的效果。

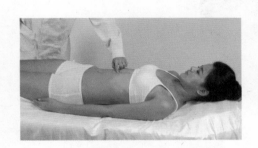

简便取法：仰卧位，沿前正中线向下触摸，找出胸骨体与剑突间形成的凹陷，即胸剑联合，胸剑联合与脐中连线的中点，即为本穴。

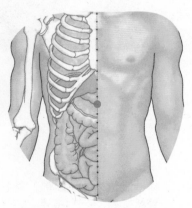

标准定位：位于上腹部，前正中线上，脐中上4寸。

保健方法

双掌重叠或单掌按压在中脘上，顺时针或逆时针方向缓慢进行圆周运动。手掌始终紧贴着皮肤，带着皮下的脂肪、肌肉等组织做小范围的环旋运动，以腹腔内产生热感为佳。饭后半小时再做，力度不宜过大，否则可能出现疼痛和恶心的症状。

大肠俞——肠道湿热就按它

大肠俞是足太阳膀胱经的腰部腧穴，"俞"同"输"，与大肠有内外相应的联系，为大肠经经气转输之处，故名大肠俞。大肠是传导和输送糟粕的器官，与脾胃共同管理食物的消化、吸收和传导。大肠俞可疏调肠道，理湿热，是治疗肠道疾病的重要穴位之一。

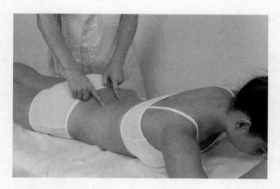

简便取法：坐位或俯卧位，两侧髂嵴最高点连线与后正中线交点为第4腰椎棘突，棘突下凹陷旁开2横指（食指与中指并拢），即为本穴。

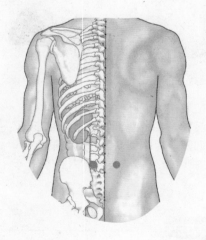

标准定位：位于腰部，第4腰椎棘突下，旁开1.5寸。

保健方法

先将手搓热，然后一边缓缓吐气一边用手拇指按压大肠俞，停留6秒钟，然后放开。注意要配合呼吸进行，如此重复10次。

三焦俞——小便黄赤按此穴

　　三焦为六腑之一，本穴是三焦之气转输于后背体表的部位，故名三焦俞，可外散三焦腑之热。《素问·灵兰秘典论》中将三焦比喻为通调水道的决渎之官。故三焦俞是三焦之气转输、输注之所，升阳益气、决渎行水，内应全身之俞也。

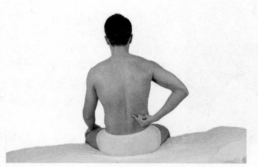

简便取法：坐位或俯卧位，肚脐水平绕腰腹一周，与后正中线交点处即为第2腰椎棘突，往上1个棘突，棘突下凹陷旁开2横指处即为本穴。

标准定位：位于背部，第1腰椎棘突下，旁开1.5寸。

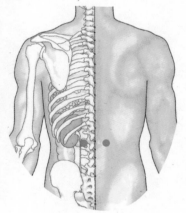

保健方法

　　取俯卧位，操作者用两手拇指指腹稍用力按压住三焦俞，然后顺时针方向按揉三焦俞2分钟，再逆时针方向按揉2分钟，以局部有酸麻胀痛感为佳。每天坚持，可缓解腹胀、肠鸣等病症。

阴陵泉——夏季除湿热首选穴

夏季湿热，湿邪困脾会导致人体食欲不振，出现腹胀、腹泻等消化功能减退的症状，还常伴有精神萎靡、嗜睡、乏力、舌苔白腻或黄腻等现象。按揉阴陵泉可以缓解上述症状。阴陵泉为足太阴脾经之合穴，它能够健脾益气，促进脾之运化水谷功能得以恢复，使气机顺达，腑气通畅。常按揉阴陵泉，可起到健脾化湿、通利三焦、清利湿热的保健作用。

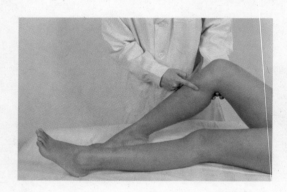

简便取法： 坐位或仰卧位屈膝，用拇指沿着小腿内侧骨由下往上推，至膝关节处时，内侧骨向上弯曲处触及一凹陷，即为本穴。

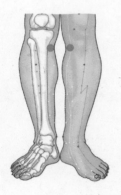

标准定位： 位于小腿内侧，当胫骨内侧髁后下方凹陷处。

保健方法

将拇指置于阴陵泉上，用拇指指尖按揉穴位，以出现刺痛和酸胀的感觉为宜。每天早晚各按摩1次，每次3分钟。每天下午或晚上按摩阴陵泉能更好地泻体内湿热，还可疏通下肢经络，具有治疗膝关节局部病症的作用。

湿热体质之人膳食调理方

薏苡仁赤小豆汤——清热祛痘又美白

赤小豆性平，味酸，归心、小肠经，具有利水消肿、解毒排脓的作用。薏苡仁，性微寒，味甘、淡，归脾、肺、肾经，具有健脾利水除痹、清热排脓、除湿热的作用。薏苡仁赤小豆汤具有消热祛痘、改善肤色等功效，并且对于由病毒感染引起的赘疣等有一定的治疗效果。

原料

赤小豆、薏苡仁各 100 克，片糖适量。

制作

①薏苡仁、赤小豆洗净，泡 2 小时。

②把薏苡仁和赤小豆放入电饭锅煮开，煮开后继续煲 2 小时，然后加入片糖煮 2 分钟，焖 10 分钟即可。

温馨小提示

1. 薏苡仁含有一定的维生素E，常食可以保持人体皮肤光泽细腻。

2. 赤小豆是富含叶酸的食物，产妇、乳母可适量多吃。

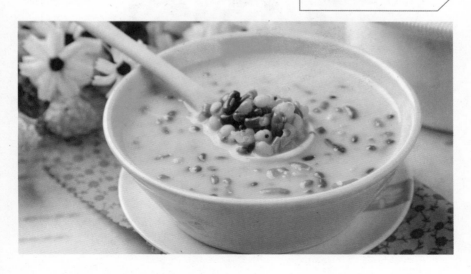

蒜蓉马齿苋——清大肠湿热，止泻止痢

马齿苋性寒，味酸，归肝、大肠经，具有清热利湿、解毒消肿的作用。蒜蓉性温，味辛，入脾、胃、肺经，具有温中消食、行滞气、暖脾胃、消积、解毒、杀虫的功效。

原料

鲜嫩马齿苋 500 克，蒜蓉 20 克，盐、酱油、香油各适量。

制作

①将马齿苋去根，摘掉老茎，洗干净，切段，用沸水烫透捞出。

②再用清水多次清洗，切成段，放盘中；再将蒜蓉放在马齿苋段上面，加入盐、酱油、香油，吃时拌匀即可。

养生小贴士

1. 孕妇要禁止吃马齿苋，马齿苋有滑利的特性，可能导致滑胎。

2. 腹部受寒而腹泻的人不要食用马齿苋。

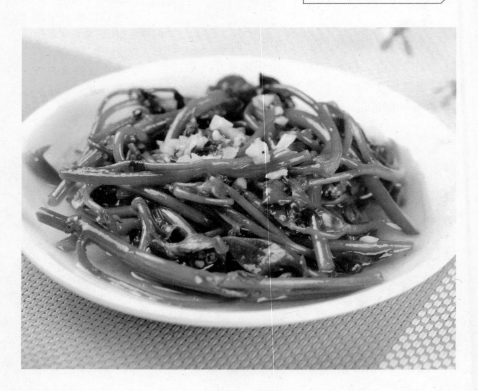

海带冬瓜排骨汤——清湿热又健脾

海带性寒，味咸，归肝、胃、肾经，具有软坚化痰、清热行水的作用。冬瓜性凉，味甘、淡，归肺、大肠、膀胱经，具有清热利水、消肿解毒、生津除烦的作用。

原料

排骨 2 条，海带 40 克，冬瓜 300 克，姜 3 片，盐、料酒各少许。

制作

①先将海带切丝，排骨切段，姜切片，将水烧开，把排骨段放进去烫一下，捞出。

②把海带丝、排骨段、冬瓜、姜片一起放入锅中，加适量水，大火烧开 15 分钟后，用文火再煲 1 小时，放盐，调入少许料酒即可。

温馨小提示

海带不要长时间浸泡，因其所含的碘能溶于水，浸泡过久会使碘流失。

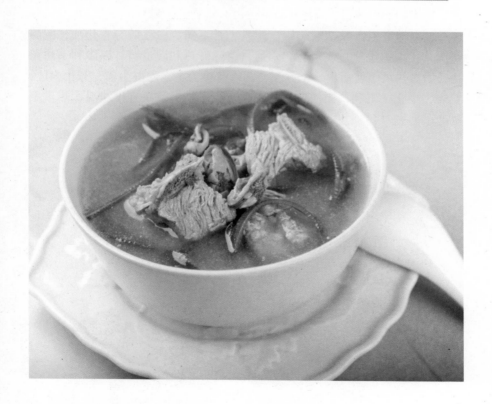

痰湿体质易发病症中成药调理方

甘露消毒丹——湿热初起之时

甘露消毒丹主治湿温初起，湿热并重，具有化浊利湿、清热解毒的功效。临床上常用于治疗肠伤寒、传染性黄疸型肝炎、急性胃肠炎等属湿热并重者等病症。

药物组成： 飞滑石、黄芩、茵陈、白豆蔻、薄荷、藿香、连翘、射干、石菖蒲、木通、川贝。

专家解析： 连翘、薄荷轻清透达，引邪外出；黄芩、射干、川贝苦寒泻肺，以清散上焦及咽喉热毒；藿香、石菖蒲、白豆蔻芳香化浊，醒脾祛湿，化中焦湿浊；飞滑石、木通、茵陈清热利湿退黄，以渗利下焦湿浊，引湿热从小便而出。全方相合，以清热为主，渗湿为辅，芳化为佐，上清、中化、下利，三法并用，而清热重于祛湿，故宜于湿温病热重于湿者。

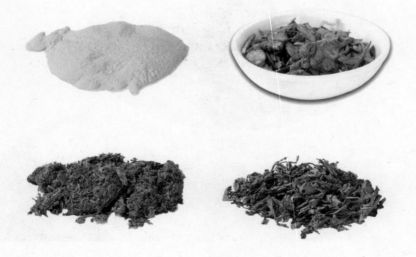

三妙丸——下肢沉重无力

三妙丸主治湿热下注而致的痹症，具有清热燥湿的作用。临床上常用于治疗风湿性关节炎、重症肌无力、下肢进行性肌萎缩、阴囊湿疹、盆腔炎、宫颈炎等病症。

药物组成： 黄柏、苍术、牛膝。

专家解析： 黄柏苦寒，寒以清热，苦以燥湿，且入下焦；苍术苦温，善能燥湿；牛膝能祛风湿，补肝肾，且引药下行。三药合用，专治下焦湿热致两脚麻木、痿软无力。

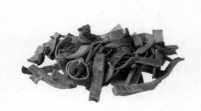
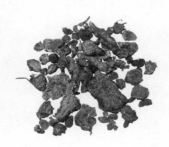
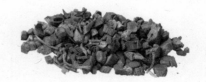